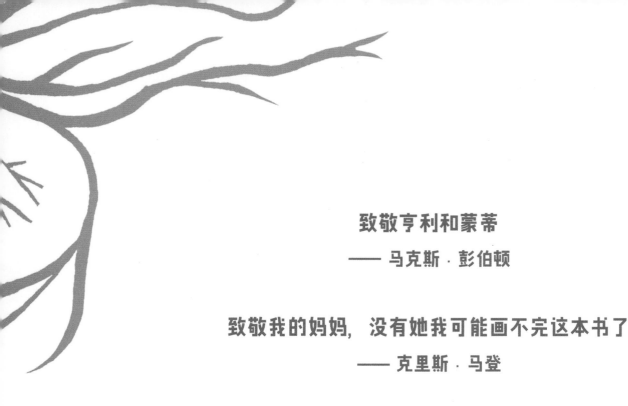

致敬亨利和蒙蒂

—— 马克斯·彭伯顿

致敬我的妈妈，没有她我可能画不完这本书了

—— 克里斯·马登

图书在版编目（CIP）数据

奇妙的身体旅行 /（英）马克斯·彭伯顿著；（英）
克里斯·马登绘；高琼译 . -- 北京：中信出版社，
2021.1
书名原文：The marvellous adventure of being
human
ISBN 978-7-5217-2625-1

Ⅰ . ①奇… Ⅱ . ①马… ②克… ③高… Ⅲ . ①身体 -
少儿读物 Ⅳ . ① R32-49

中国版本图书馆 CIP 数据核字（2020）第 255316 号

奇妙的身体旅行

著　　者：［英］马克斯·彭伯顿
绘　　者：［英］克里斯·马登
译　　者：高琼
校　　译：宫子木
出版发行：中信出版集团股份有限公司
　　　　　（北京市朝阳区惠新东街甲4号富盛大厦2座　邮编　100029）
承 印 者：北京九天鸿程印刷有限责任公司

开　　本：635mm×700mm 1/8　　印　张：8.5　　字　数：80千字
版　　次：2021年1月第1版　　印　次：2021年1月第1次印刷
书　　号：ISBN 978-7-5217-2625-1　　京权图字：01-2019-7698
定　　价：88.00元

出　　品：中信儿童书店
图书策划：中信出版·知学园
策划编辑：贾怡飞
责任编辑：贾怡飞
营销编辑：张超　李雅希　王姜玉珏
封面设计：李然
内文排版：王莹

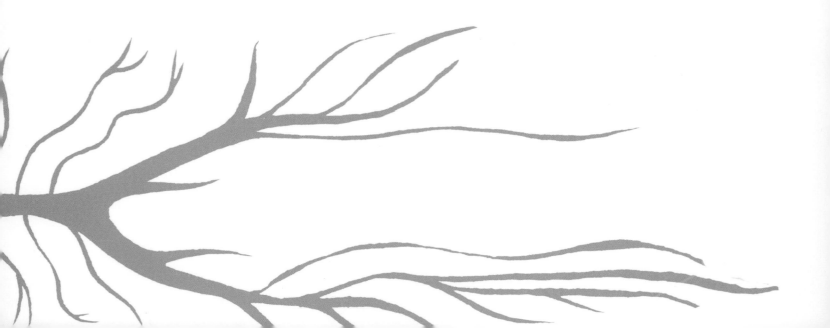

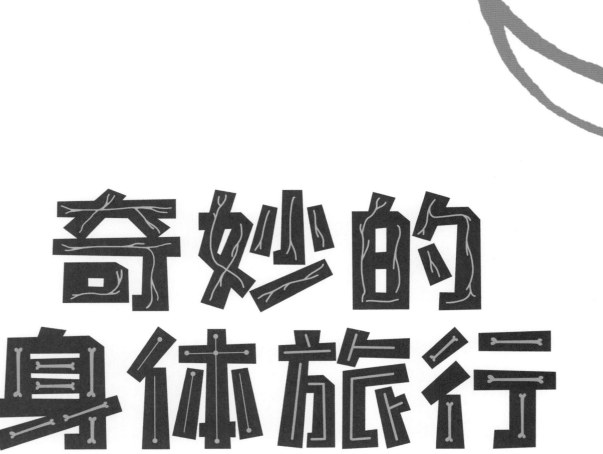

奇妙的
身体旅行

[英] 马克斯·彭伯顿 著 [英] 克里斯·马登 绘

高琼 译 宫子木 校译

中信出版集团 | 北京

目录

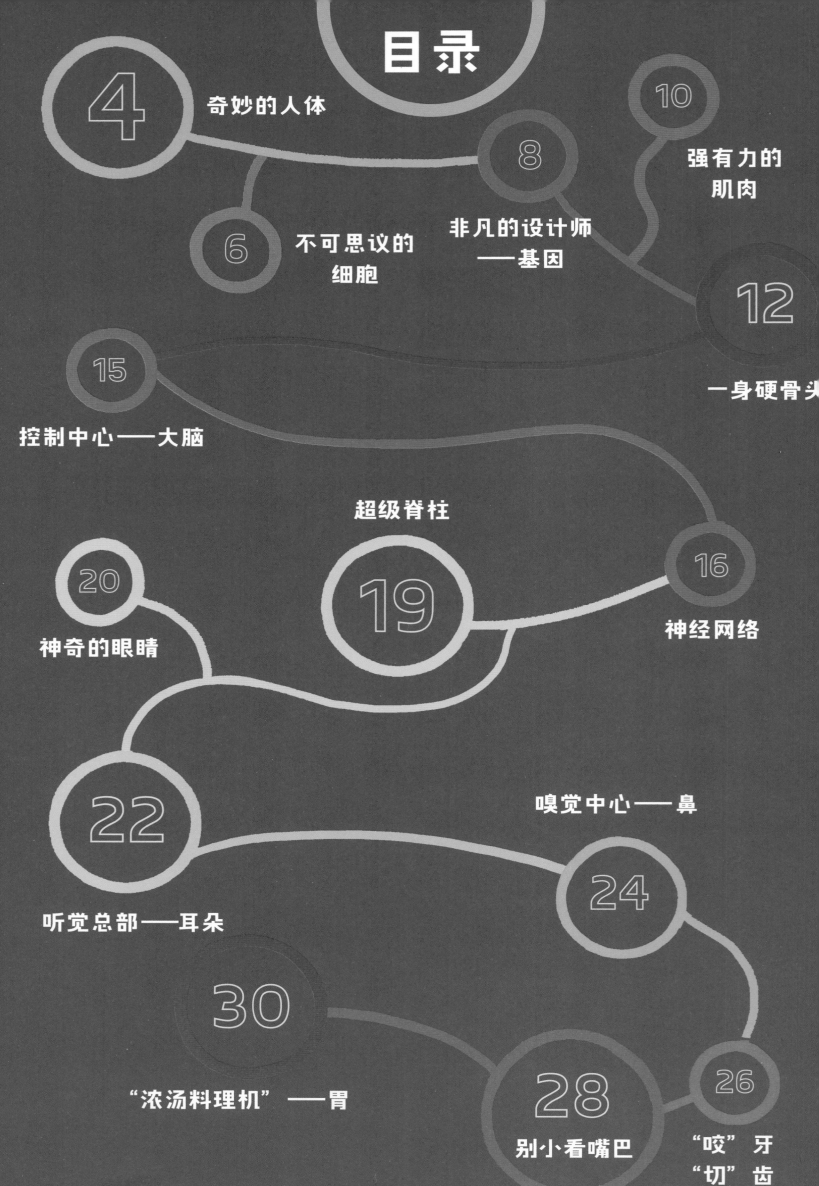

4 奇妙的人体

6 不可思议的细胞

8 非凡的设计师——基因

10 强有力的肌肉

12 一身硬骨头

15 控制中心——大脑

16 神经网络

19 超级脊柱

20 神奇的眼睛

22 听觉总部——耳朵

24 嗅觉中心——鼻

26 "咬"牙"切"齿

28 别小看嘴巴

30 "浓汤料理机"——胃

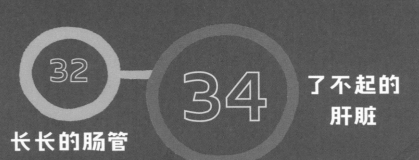

32 长长的肠管

34 了不起的肝脏

38 弹力十足的膀胱

36 清理团队——肾

40 怦怦跳动的心脏

42 可以充气的肺

46 绝妙的血液

44 细细的血管

48 皮肤不"肤浅"

50 皮肤护卫队

60 词汇表

59 妙不可言的你

58 新生命

52 毛发、指甲和趾甲

56 令人惊叹的男孩子和男人们

54 非同凡响的女孩子和女人们

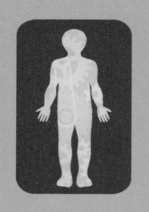

我在学医的过程中曾经花了很长时间来了解人体。然而，即使在多年以后的现在，人体的巧妙仍然让我惊叹不已。其实，大多数人对我们的身体并不十分了解。我们总是认为，身体的运动和呼吸是再正常不过的事情，却从未关心过发生在身体内部的各种运转过程有多么不可思议。事实上，身体里的细胞、组织和器官每时每刻都在努力工作。没有它们，我们就无法存活。

奇妙的人体

把自己缩小，能缩多小就多小。不，比你想象的还要小得多！你得小到能够爬进鼻孔，小到能够趴在眼球上朝里张望，还得小到能够在血管里漂流，因为你马上就要跟我踏上一场奇妙的人体环游之旅啦！我们要去看一看，各种器官和系统到底怎样配合、协作，才能创造出宇宙中最神奇的生物之一——你！

我们通常会理所当然地认为身体就应该是这样的，不过当这场微观旅行结束时，我希望你能意识到你的身体有多么不同寻常。你将全面了解身体如何抵御细菌和病毒的侵犯，如何设计出巧妙的方法来保护你，还将了解你吃的那些食物会如何影响体内器官的运转。我很认同这个说法：照顾好你的身体，那么它也会照顾好你。在每一章的"为健康加加油"版块，我会给你一些小建议，告诉你怎样快乐、健康地成长。

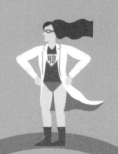

那么，你准备好跟我去探险了吗？让我们一起去探索**奇妙的身体**，并学会照顾好它。我们出发吧！

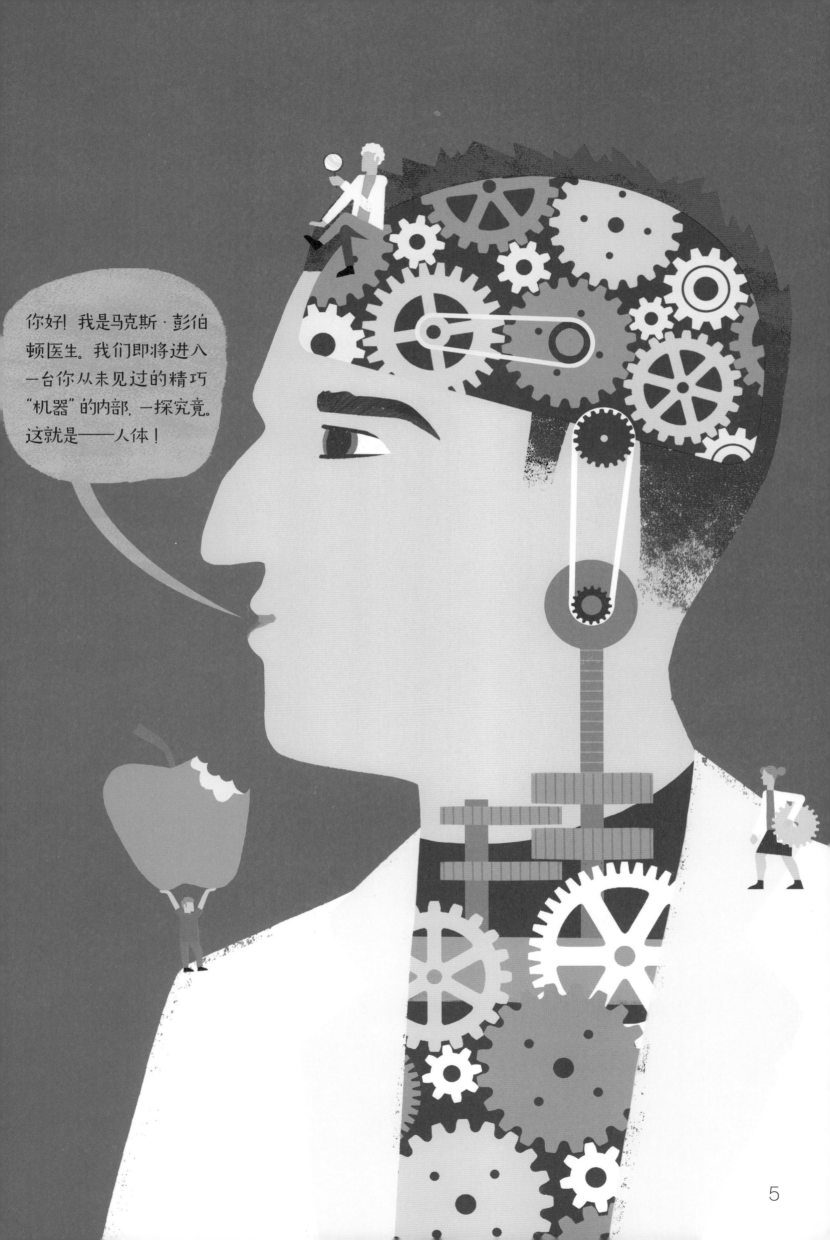

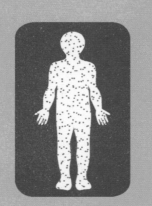

人体的结构很复杂。各个器官相互协作，兢兢业业地保护你，帮助你成长。首先，让我们凑近一点儿，仔细瞧瞧各个部分的组成单位——细胞，开启探险之旅。

不可思议的细胞

现在，我们已经小到能在人体内四处溜达了，还能看到组成人体的细胞。在正常情况下，我们需要借助显微镜才能看清楚它们。细胞就像构成人体的一块块"积木"。正如一座房子是由几万块砖搭建而成的那样，人体是由数万亿个细胞组成的。每个细胞由细胞膜、细胞质和细胞核等构成。这些组成部分使细胞具有活性。

细胞膜

将细胞包裹起来，可以让氧气和营养物质进入细胞，也可以将二氧化碳等废物从细胞内部排出。

细胞质

细胞质像果冻一样，充满整个细胞。细胞质内有很多微小结构，可以在细胞内传递物质，吸收营养，或者释放能量。

细胞核

细胞的运行"指挥中心"。

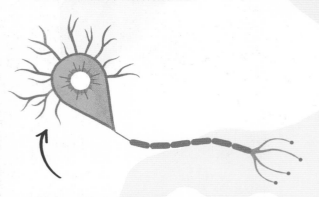

你的身体里有 200 多种不同的细胞。这是一个神经细胞，可以将神经信号从身体的一部分传递到另一部分，从而使我们感受到各种感觉，例如触觉和痛觉。

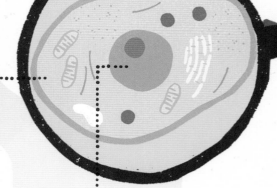

这个红细胞带着氧气在身体内四处奔波。它看起来圆圆的，扁扁的，这样的形状非常适合携带氧气。

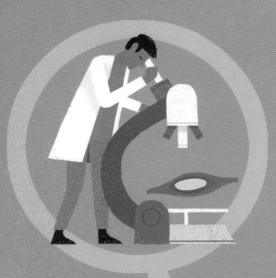

为健康
加加油

你的细胞每时每刻都在衰老、死亡！但是不用担心，你的身体会以同样快的速度制造出足够多的新细胞，来代替那些死去的细胞。蛋白质含量丰富的食物，例如鱼、坚果和蛋，可以让你的新细胞健康有活力。

 一个**细胞**就够神奇了，如果许许多多的细胞组合起来，奇迹便会出现。

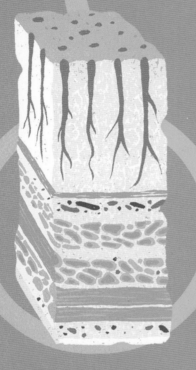

② 形态相近、功能相关的一群细胞和细胞间质构成**组织**。

③ **器官**（例如你的胃）由不同类型的组织构成。有的器官只承担一种工作，例如你的眼睛，只需要帮助你看见东西。而有的器官要承担许多种工作，例如肝脏，它要做的工作有 500 多种呢！

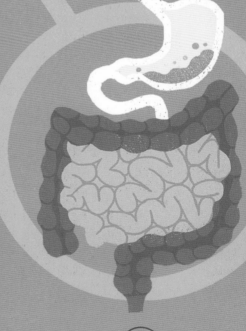

 所以说，你的身体由各种各样不同的部分组成。无论各部分承担什么功能，它们都有一个共同点——都是由细胞构成的！

④ 不同的器官在一起工作，构成一个系统，帮助身体实现各种功能。例如，胃属于消化系统。除此之外，消化系统还包括食管和肠管等器官。

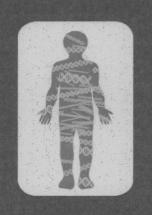

在 接下来的一小段旅程中，你得把自己变得非常非常小。因为，我们即将到控制细胞运转的细胞核里一探究竟。细胞核里有一种化学物质，叫作脱氧核糖核酸，也可以简称为 DNA。DNA 就好像一本"人体制作手册"，其中列着一条条详细的"制作说明"，例如你是直发还是卷发。这样的"制作说明"叫作基因。

非凡设计师 ——

你的 DNA 决定了你的一切——你的模样，你是男孩还是女孩……每个人的 DNA 里存储的"指令"（基因）都不太一样，所以人与人之间存在着差异。基因的差异导致有的人眼睛是蓝色的，有的人眼睛是棕色的；有的人个子高，有的人个子矮。

如果你凑近一点儿，仔细观察细胞核里的 DNA，你就会发现 DNA 是紧紧盘绕在一起的。令人吃惊的是，仅仅一个细胞里的 DNA 链拉直后就能有 2 米长呢！

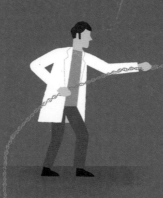

你身体的细胞里有大量 DNA！

你的基因来自你的父母，所以红头发或绿眼睛等身体特征会在家族内部代代相传。每个人的基因组合方式都是独一无二的，因此同一对父母所生的孩子看上去也各不相同。世界上基因完全相同的人只有同卵双胞胎！

爸爸是红头发，但我的头发是棕色的，跟妈妈的一样。

基因

从植物到昆虫，所有生物都有 DNA。人类和黑猩猩的基因相似度几乎可以达到 99%！

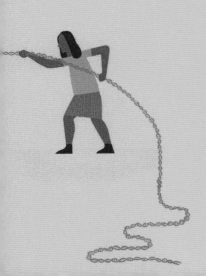

你有两套完整的基因，一套来自妈妈，一套来自爸爸。然而，有些基因更"强势"一点儿。比如说，你拥有来自爸爸的蓝眼睛基因和来自妈妈的棕眼睛基因，但是由于棕眼睛基因比蓝眼睛基因更强势，因此你的眼睛是棕色的。

但这并不意味着你的孩子只能是棕眼睛，因为你仍然同时拥有蓝眼睛基因和棕眼睛基因。也就是说，你会将蓝眼睛基因一并遗传给你的孩子。如果你未来的另一半也给孩子遗传了蓝眼睛基因，那么你的孩子就有极大的可能是蓝眼睛！

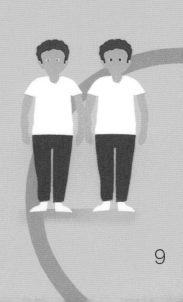

要不是你的肌肉在一场足球赛之后又酸又疼，你大概不会注意它们。但是，肌肉每分每秒都在工作，控制着身体做出幅度不同的各种动作。肌肉不但能帮你完成一个漂亮的断球，同时还在默默做着很多你关注不到的工作，例如让你的心脏保持跳动，让你的肺保持呼吸。

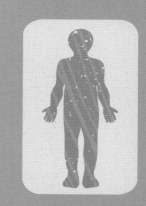

强有力的肌肉

如果你凑近点儿看，你就会发现，肌肉由很多像松紧带一样的弹性组织构成。然而，并非所有肌肉都是一样的。接下来，我们来认识一下肌肉的三种类型。

1

超人之所以超级强壮，是因为他们的骨骼肌非常厉害。这种肌肉为人体发出的动作提供动力，例如走路或微笑。骨骼肌通过一种结实的"绳子"——**肌腱**——附着在骨骼上，和骨骼共同构成运动系统。骨骼肌是唯一一种我们可以通过大脑意识来控制的肌肉。

骨骼肌使用过度就会酸痛，比如骑了很长时间的自行车。这是因为，过度劳累会让肌肉产生轻微撕裂。虽然听上去有些严重，但我们的身体其实很擅长修复这些小伤。事实上，肌肉在完成自我修复后，通常还会变得更大、更强壮。所以，你锻炼得越多就越觉得轻松。

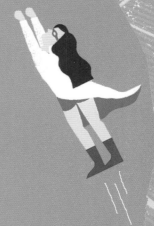

为健康
加加油

你的身体需要大量营养物质来让肌肉变得更加强壮，并对受损的肌肉进行修复。因此，渴了尽量不要喝饮料，可以喝水；想吃零食的时候放弃吃巧克力，而选择吃水果。这样，你的肌肉才能健健康康！

面部肌肉帮助我们与别人交流，例如做出微笑或皱眉等表情。

心脏是人体内最勤奋的器官之一，在你的一生中，它每时每刻都在工作，从来不休息！

强壮有力

2

第二种肌肉是**平滑肌**。平滑肌非常聪明，因为它可以自己工作，不用你操心。当你狼吞虎咽地吃三明治的时候，食管里的平滑肌能够将食物从你的喉咙挤压到胃里。你的胃、肠、膀胱和血管都有平滑肌，就连眼睛里也有平滑肌（就是眼内肌，包括睫状肌、瞳孔开大肌和瞳孔括约肌），它可以帮助眼睛聚焦。眼内肌是反应最敏捷的肌肉，它能够持续不断地调整你的眼睛，这样你才能及时看清周围发生的事情。眼内肌的收缩只需要百分之一秒！

3

第三种是**心肌**。这种肌肉只存在于心脏壁中。虽然数量不多，但它们的功能却至关重要：在你生命中的每一天里，像水泵一样将血液输送到全身，从不停歇！

为健康加加油

经常运动可以使骨头健康又强壮。骨头需要钙，所以要多喝牛奶，多吃奶酪、杏仁和新鲜蔬菜（例如西兰花）。你还需要补充维生素D，这样身体才能更好地吸收钙。鲭鱼、三文鱼等油性鱼和蛋黄富含维生素D，晒太阳能够帮助身体合成维生素D，但注意别晒伤！

骨头必须强壮而坚固，才能把我们支撑起来，这意味着它们不易弯曲。如果骨头受到太大的力，就会折断。假如你真的不小心骨折了，医生会给你做X光检查。这是一种特殊的透视摄影术，可以穿过皮肤看到骨头。

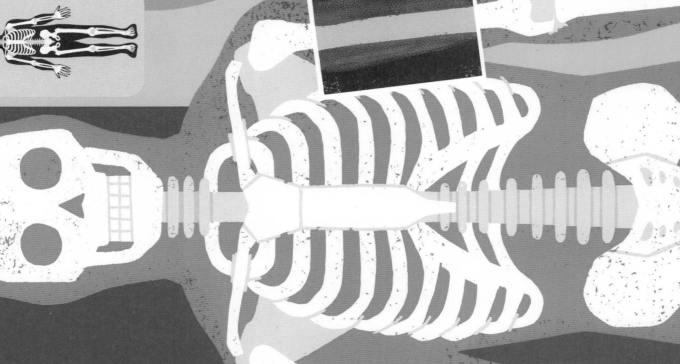

一身硬骨头

有 一首歌这么唱："坐骨连着股骨，股骨连着膝盖骨……" 医学院的老师也是这么教我们的。开个小玩笑。事实上，人体骨骼可比歌里唱的复杂多了！

我们体内有许多骨头——婴儿有305块，成年人有206块，因为有些骨头会随着身体的生长发育融为一体。

骨头里面有两种聪明的细胞——破骨细胞和成骨细胞，它们可以帮助骨头恢复。如果发生了骨折，医生通常会用非常结实的石膏和绷带来包扎骨折部位，这样可以保护你的骨头，并且使它在恢复过程中保持原有的姿态。

骨头并不是致密的实心体，而是像蜂窝一样有许许多多小孔，可以让骨头既轻巧又强壮。两块或多块骨头连接的地方叫作关节。相连骨头的表面覆盖着一层软骨，可以避免骨头与骨头之间因冲击和摩擦而产生损伤。

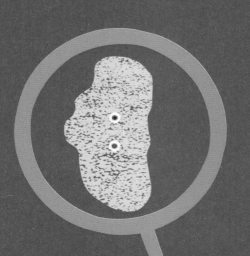

骨头构成了骨骼，是一种坚硬的器官，承担着许多不同的工作。骨头能够很好地保护你的体内器官。比如，颅骨保护你的大脑，肋骨保护你的心脏和肺。骨头之所以如此出色，是因为它们非常结实。

骨头与肌肉一起合作，帮助你完成各种动作。骨头还组成了一个坚固的骨架，为你的身体提供支撑。如果没有骨头，你就会变成一团软趴趴的不明生物！

除此之外，骨头还承担着一些不太起眼的工作，例如储存重要的矿物质和脂肪，身体的生长发育和自我修复可能要用到这些物质。骨头甚至还能储存无法排出体外的毒素，把它们"锁"起来，但骨头储存的毒素多了，我们也会生病。最令人惊讶的大概要数骨髓了，这是存在于一些骨头内腔里的海绵状软组织，能够参与造血！

大脑和脊髓构成中枢神经系统。

控制你的肌肉，所以当你跑步、跳跃或大笑时，这里就会活跃起来！

接收来自眼睛的信息，让你能够看见东西。

运动皮质

感觉皮质

处理触摸、冷热和疼痛信号。如果你不小心磕到了脚趾，信号就会传到这里！

听觉皮质

海马

布罗卡区

让你能说话，并且听懂别人说的话。

下丘脑

和耳朵合作，帮助你听到声音。

视觉皮质

你的记忆储存在这里（无论好坏！）。

大脑中至关重要的一小块区域，管理吃饭、睡觉等自然需求。

小脑

脑垂体

分泌激素——一种能够控制身体生长发育的化学物质。

控制身体的所有自主行为，例如维持身体平衡。

脑干

控制那些不需要你操心的生理活动，例如呼吸。

14

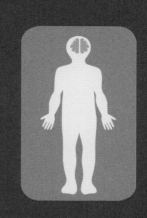

人类大脑好像一个巨大的灰粉色核桃。但是，其貌不扬的它是世界上最复杂的器官之一。大脑帮助我们运动、说话、记忆、感知周围环境，几乎控制着身体的一切活动，比人类制造的任何计算机都更强大！

控制中心
——大脑

来，使劲儿往上跳，我们去人体的控制中心里好好瞧一瞧。大脑由上百亿个神经细胞（也叫神经元）构成。它们的模样很像大树，向外伸出许多枝丫，彼此相连，使大脑能够感知身体各处的信息，并可以传达信息。

令人感到奇怪的是，大脑的左半部分控制着身体的右半部分，而大脑的右半部分则控制着身体的左半部分。研究认为，大脑的右半部分负责处理情绪和音乐、美术等创造性事物，而大脑的左半部分则帮助你阅读、计算和说话。

为健康
加加油

睡眠非常重要，因为睡觉可以让身体有时间来恢复活力，进行自我修复。但是，大脑在夜间会继续工作。当你在睡梦中时，大脑正在忙着做很多事儿，比如处理白天发生的事情以及获取的信息；另外脑脊液可以清除大脑中的垃圾和毒素，让大脑重新变得干净，效率更高。如果人总是不睡觉，或者睡得不够，大脑的清理工作就不能顺利完成。所以，一定要保持充足的睡眠！

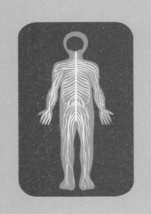

你那不可思议的大脑有一项极其重要的工作——持续不断地接收信息、发出信息，这样你才能成功接住小伙伴抛过来的球，做出一道复杂的数学题，或者决定午餐要吃什么。大脑就像一个控制中心，而每一个控制中心都需要配备一个信息传输网络，这样所有信息才能有传输通道。这个信息传输网络便是由神经构成的。

神经网络

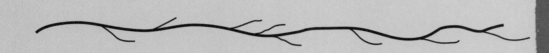

神经由大量神经细胞（也就是神经元）"捆绑"在一起构成，就像一根电缆，负责在你的身体里传递各种信息。神经主要分为两种：**传入神经**和**传出神经**。传入神经负责收集身体感觉到的信息并将它们传送给大脑，比如让你知道那个盘子烫不烫。传出神经负责将信号从大脑传送到肌肉，告诉它们如何行动，比如让你赶快把手从那个热盘子上抽回来。这个过程十分迅速——神经元传输信号的速度可以达到每小时 430 千米以上，比赛车还快！

如果你想把你的小宠物兔子抱起来，那么你的大脑首先得知道它在哪儿，还得知道你的手在哪儿。然后，大脑会让你的手朝那个毛茸茸的小家伙伸过去，再把它轻轻地抱起来。大脑所做的这一切都是在神经的帮助下完成的。

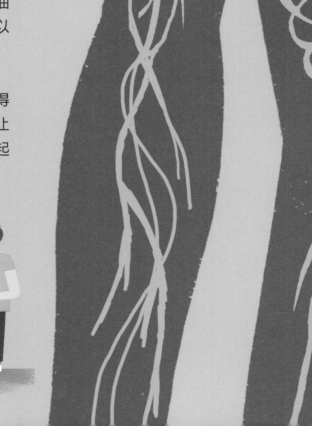

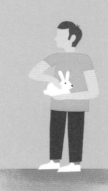

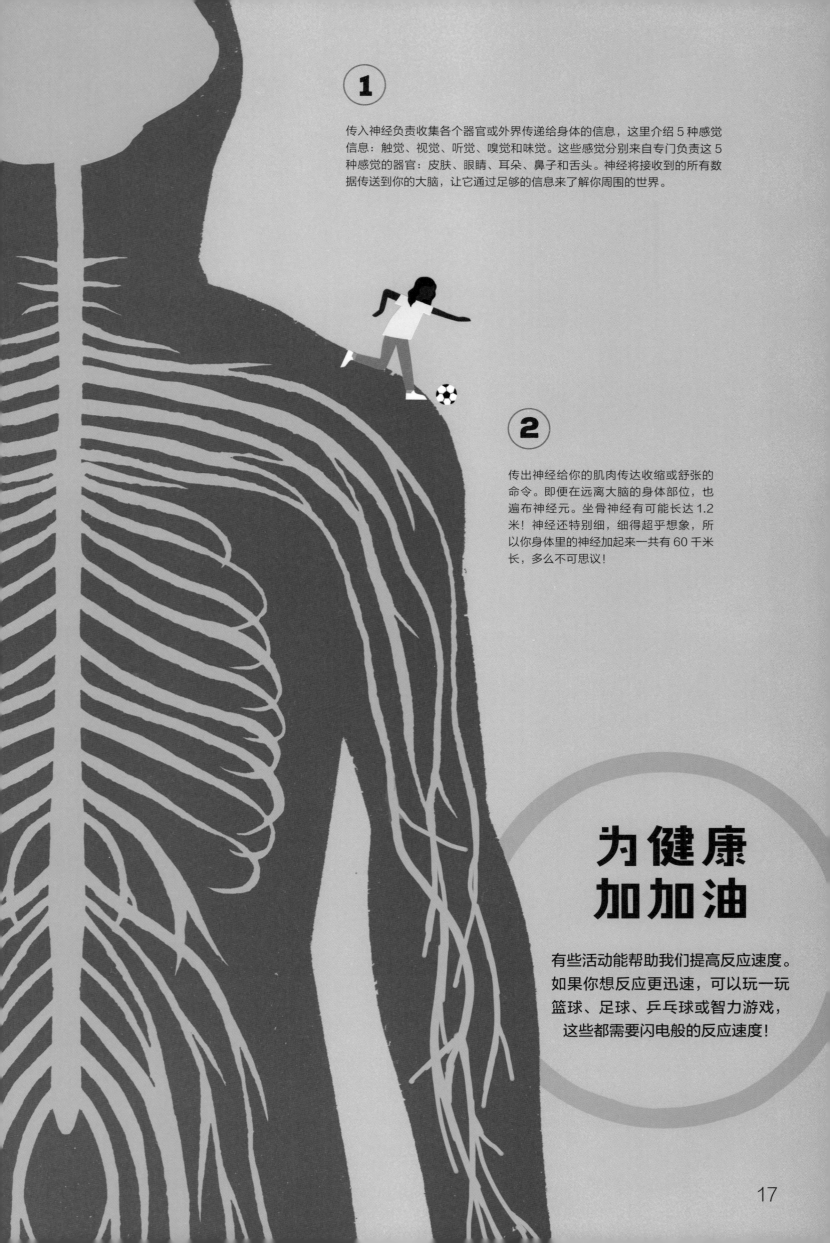

1

传入神经负责收集各个器官或外界传递给身体的信息，这里介绍 5 种感觉信息：触觉、视觉、听觉、嗅觉和味觉。这些感觉分别来自专门负责这 5 种感觉的器官：皮肤、眼睛、耳朵、鼻子和舌头。神经将接收到的所有数据传送到你的大脑，让它通过足够的信息来了解你周围的世界。

2

传出神经给你的肌肉传达收缩或舒张的命令。即便在远离大脑的身体部位，也遍布神经元。坐骨神经有可能长达 1.2 米！神经还特别细，细得超乎想象，所以你身体里的神经加起来一共有 60 千米长，多么不可思议！

为健康
加加油

有些活动能帮助我们提高反应速度。如果你想反应更迅速，可以玩一玩篮球、足球、乒乓球或智力游戏，这些都需要闪电般的反应速度！

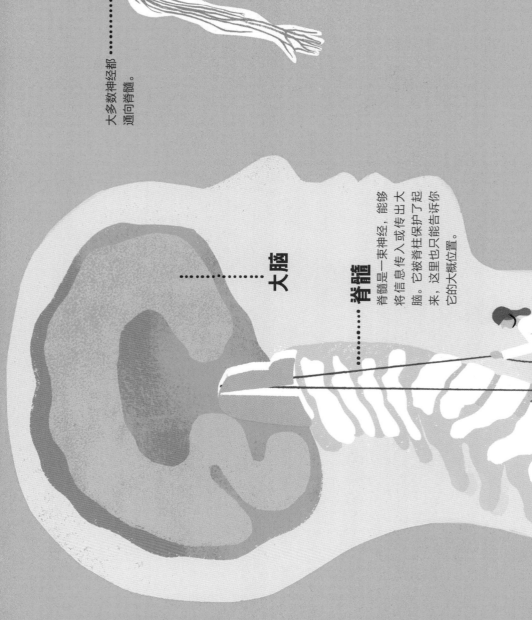

脊柱必须足够强壮，才能够保护脊髓，但也要足够灵活，这样你才能弯曲身体。因此，每节椎骨之间都有肌肉和韧带——一种结实的组织，能够让你的椎骨在正常活动时不至于发生错位。这些结构可以让你的脊柱既坚固又灵活。椎骨之间还有具备缓冲作用的软骨。

大多数神经都通向脊髓。

大脑

脊髓
脊髓是一束神经，能够将信息传入或传出大脑。它被脊柱保护了起来，这里也只能告诉你它的大概位置。

椎骨
保护脆弱的脊髓。

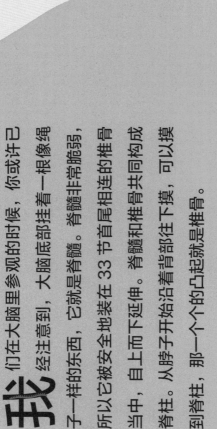

我们在大脑里参观的时候，你或许已经注意到，大脑底部挂着一根像绳子一样的东西，它就是脊髓。脊髓非常脆弱，所以它被安全地装在33节首尾相连的椎骨当中，自上而下延伸。脊髓和椎骨共同构成脊柱。从脖子开始沿着背部往下摸，可以摸到脊柱，那一个个的凸起就是椎骨。

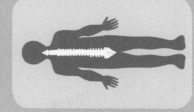

为健康加加油

经常锻炼、改善身体姿态、坐下后确保背部有支撑，都有利于脊柱的健康。

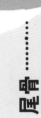

超级脊柱

有时候，你的身体需要对某些事事迅速做出反应，才能避免伤害。比如，当你不小心踩到了一个尖锐的物体时，你没有大多时间思考。这时候，身体的自然反射就会发生，反射活动与脊髓形成通路，不需要大脑参与就能让你迅速做出反应——脚部神经感觉到痛（啊呀！），然后将这个信息传送到你的脊髓，脊髓会立刻给脚一个信号，让它马上抬起来！

你的神经总是像武林高手一样身手敏捷，时时刻刻保护你的安全。如果你被绊到，会自动伸出双手来保护自己的身体。如果一个小虫子冲着你的脸飞过来，你甚至不需要思考就闭上眼睛，避免小虫子飞进眼睛里。看，你的脊髓反应就是这么快。

脊髓由一束神经构成，和你的手指粗细差不多。脊髓的作用至关重要，因为大脑里其他的身体部位的神经全都是通过它连接起来的——信息嗖的一下传到大脑，指令再嗖的一下传回肢体，告诉肌肉应该怎么做。

软骨
像一个减震器，可以保护椎骨。

信息通过脊神经传到到脊髓。

尾骨
人类祖先残留下来的"尾巴"，数千万年前，人类也有尾巴！

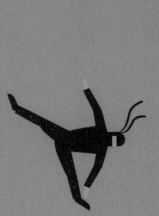

神奇的眼睛

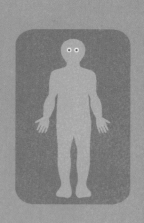

千万别眨眼，因为我们马上就要去参观那个能让我们看见东西的神奇构造了。这就是我们的眼睛。眼睛承担着人体内非常了不起的一项工作——让我们看到周围的世界。

一个成年人的眼睛大约有乒乓球那么大。颅骨的眼眶部分负责保护眼睛后部，眼睑则负责保护眼睛前部。眼角的腺体负责分泌眼泪，可以让眼球表面保持湿润，冲刷灰尘，抵御病菌。

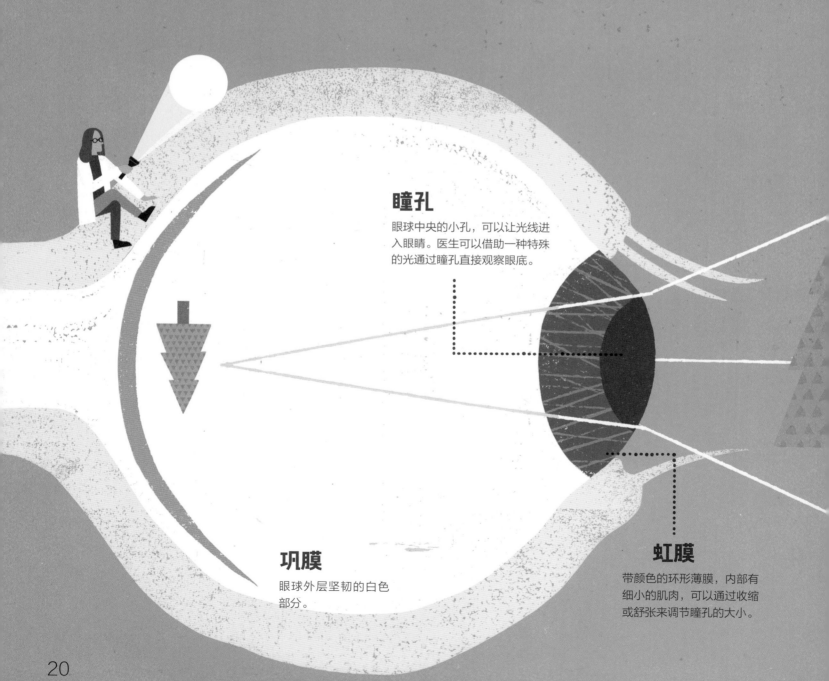

瞳孔

眼球中央的小孔，可以让光线进入眼睛。医生可以借助一种特殊的光通过瞳孔直接观察眼底。

巩膜

眼球外层坚韧的白色部分。

虹膜

带颜色的环形薄膜，内部有细小的肌肉，可以通过收缩或舒张来调节瞳孔的大小。

眼睛的作用是感受光线并将光线转化为图像。光线通过瞳孔进入眼球中的晶状体，晶状体可聚焦光线，在眼球后面的视网膜上形成图像。然而，这个时候的图像是上下颠倒的！

视网膜上有两种特殊的细胞：视杆细胞和视锥细胞。视杆细胞可以感受弱光，而视锥细胞则可以感受强光，分辨颜色。人类的眼睛大约可以看到1000万种不同的颜色，但视锥细胞要有足够的光线才能发挥作用。因此，在光线昏暗时，所有物体看起来都是灰蒙蒙的。视神经将视杆细胞和视锥细胞收集到的信息传递到大脑，大脑再把图像矫正过来，我们才不至于看到一个倒立的世界！

晶状体可以变形，帮助眼睛看清远近不同的物体。有些人的晶状体没办法恰当地改变形状，就会造成近视或远视。被这种情况困扰的人可以通过佩戴眼镜让自己看清东西。

为健康加加油

强烈的阳光对眼睛不好，所以不要直视太阳。当光线明亮时，我们的瞳孔会缩小，以防止过多光线进入眼睛，避免眼睛受损。而当光线昏暗时，我们的瞳孔便会扩张，让更多光线进入，好让我们能够看得更清楚一些。

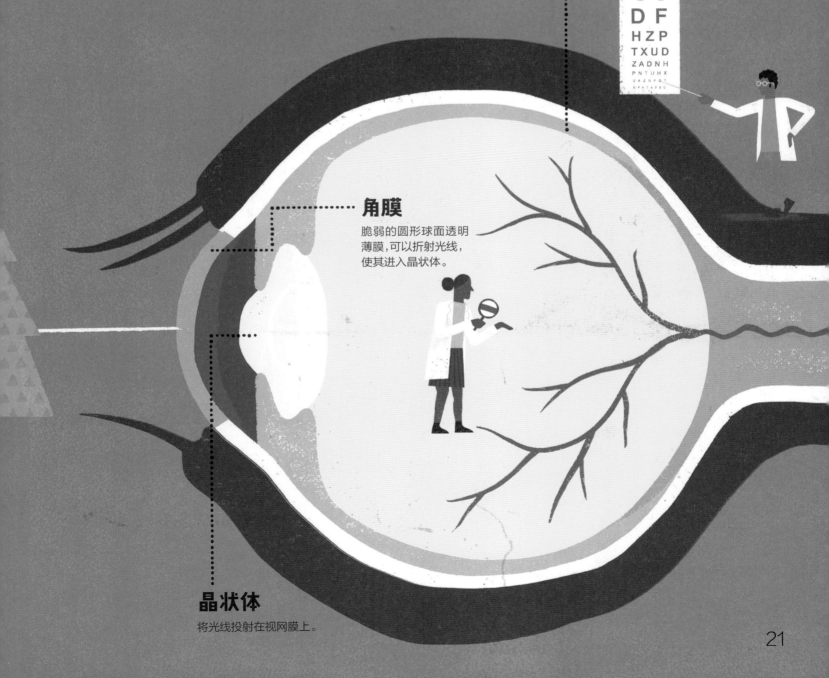

视网膜
视网膜细胞将感受到的光线转变为信号，传送到大脑。

角膜
脆弱的圆形球面透明薄膜，可以折射光线，使其进入晶状体。

晶状体
将光线投射在视网膜上。

21

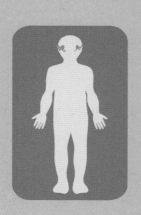

耳朵并非看上去那么简单。我们看得见的部分叫作外耳，只是耳朵三大组成部分之一，另外两部分——中耳和内耳——则位于颅骨内部。我们得顺着耳道爬进去，才能看个明白。

耳朵，

耳朵平均一年产生的耳垢能装满一个和鸡蛋差不多大的小杯子!

听觉总部——耳朵

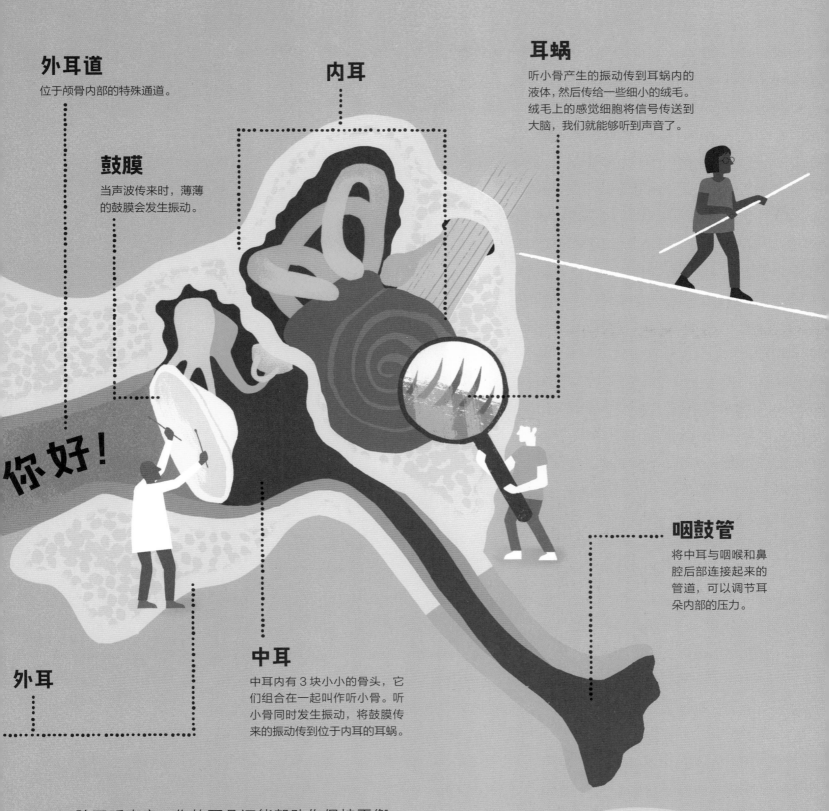

外耳道
位于颅骨内部的特殊通道。

内耳

耳蜗
听小骨产生的振动传到耳蜗内的液体，然后传给一些细小的绒毛。绒毛上的感觉细胞将信号传送到大脑，我们就能够听到声音了。

鼓膜
当声波传来时，薄薄的鼓膜会发生振动。

你好！

咽鼓管
将中耳与咽喉和鼻腔后部连接起来的管道，可以调节耳朵内部的压力。

外耳

中耳
中耳内有 3 块小小的骨头，它们组合在一起叫作听小骨。听小骨同时发生振动，将鼓膜传来的振动传到位于内耳的耳蜗。

除了听声音，你的耳朵还能帮助你保持平衡。内耳里面的耳蜗旁边有一组管道，叫作半规管，里面充满了液体。当你的头倾斜时，半规管内的毛细胞便会感受到液体的流动，并将这一信息传送给大脑。这样，大脑就能知道头的位置，然后帮助身体保持平衡。豌豆大小的耳蜗内大约有 15 000 个毛细胞，而这些毛细胞全部可以放在一块针头大小的地方里。

你的耳朵会产生黏稠的黄色耳垢，用来将水、灰尘和细菌挡在外面。但是，有时候耳垢太多了，以至于把耳道堵得严严实实，那么声波就无法很好地传到鼓膜，导致你听不清楚声音。

为健康加加油

医生使用一种叫作耳镜的特殊工具来观察耳道内部。如果耳朵里面的耳垢太多，医生可以小心翼翼地往耳朵里喷一些水或滴耳液，用来溶解耳垢。但你自己绝对不能往耳朵里面放任何东西，因为耳朵十分脆弱，很容易受损。

23

嗅觉中心
——鼻

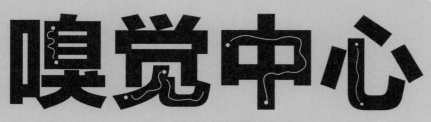

是时候爬到鼻孔里面（好恶心！）去探索人体的嗅觉中心了。气味能够让我们了解身边的世界，所以鼻子是一个至关重要的身体器官。

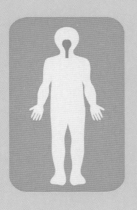

你知道吗？鼻子也能保护你呢！想象一下，你打算喝一杯牛奶，但是刚把杯子端到嘴边就闻到一股难闻的气味儿，于是你赶紧把杯子放下。啊，这牛奶过期了！没有鼻子，你就发现不了牛奶过期这个问题，就会直接把牛奶喝下去，然后生一场病。你的鼻子还能帮助你发现其他危险信号，比如危险的气体、大火冒出的浓烟等。

为健康加加油

感冒时，你的身体会制造大量黏液，试图用它们将病菌挡在外面，这就是你流鼻涕的原因。如果你感冒了，应当多喝水，并且注意保暖。不过也许你还想研究一下你的鼻涕。鼻涕有很多种颜色，不同的颜色可以反映不同的病症，但不是所有颜色都与健康有关！

绿色或黄色

绿色或黄色的鼻涕——通常代表你发生了某种感染，"战死"的白细胞和"被杀死"的病菌一起被排出体外，就是这种颜色。

鼻子还能帮助你呼吸。当你用鼻子呼吸时，鼻腔内会形成一种黏稠的液体（鼻涕），将尘土和细菌挡在外面，就像一个特殊的空气过滤器。鼻涕变干就成了鼻屎。

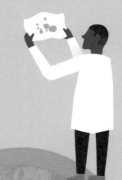

棕色或红色

棕色或红色的鼻涕——可能是因为过度擤鼻涕或挖鼻孔，使鼻子里面脆弱的血管受到了损伤，血管流出的少量血液和鼻涕混在一起就成了这样的颜色。

深灰色

深灰色鼻涕——你的鼻子很有可能吸进了一些尘土。

某些气味常常会触发我们的回忆。

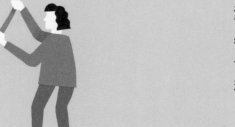

沿着鼻孔往上爬，绕到鼻子后面，我们将发现一小片非常敏感的特殊神经。当这里的细胞探测到气味时，它们就会将信号传递给大脑，然后由大脑来辨别气味。鼻子大约可以闻到和分辨出一万亿种不同的气味！

味道和气味密不可分，这是因为鼻腔的后侧与口腔的后侧相连通。当你吃东西的时候，食物的气味便会向上飘进你的鼻子里。气味由一些极其微小的颗粒组成。这些小颗粒从你正在闻的物体上飘向四周。因此，如果你正在闻一朵花，花朵的一小部分就会进入你的鼻子。如果你闻到了狗粑粑，狗粑粑的一小部分也会进入你的鼻子！别害怕，虽然这听上去有点儿吓人，但这些颗粒微乎其微，不会对你造成任何伤害！

25

每天刷两次牙，一次刷两分钟以上，要轻轻刷哟。

牙釉质
让牙齿足够坚硬，可以咬碎食物，保护牙本质。牙釉质内部没有神经，不会产生任何感觉。

牙髓
含有神经和血管。

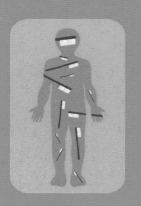

"咬"牙"切"齿

你 的牙齿非常重要。没有牙齿，你就没办法大口嚼蔬菜或咬下一块面包。我们现在要去观察牙齿，但是要小心一点，别被咬到……

牙齿的构造有助于将食物咬碎，并将食物与唾液（口水）混合起来。咀嚼是消化过程的起点。消化的意思是我们的身体将吃下去的食物分解成能够促进身体生长和自我修复的养料的过程。我们主要有 4 种牙齿，每一种牙齿的构造都是为了能够完成特定的任务。

牙根
将牙齿固定在下颌上，帮助牙齿保持原位。

牙本质

构成牙主体的硬组织，在牙釉质下面。

为健康加加油

你可能喜欢吃糖，但你的牙齿不喜欢！生活在你嘴巴里的细菌利用糖来生长，然后腐蚀牙釉质，使牙本质逐渐暴露出来，最终导致牙疼。一天刷两次牙，有助于清除口腔中的食物残渣和可能损害牙齿的细菌。定期看牙医则可以发现牙齿存在的问题，并及时采取治疗措施。

牙齿在我们出生前就开始生长了，但我们的第一副牙齿——乳牙，一直到我们出生后 6 个月大时才开始露头。牙齿是从一种叫作牙龈的组织中长出来的，牙龈是口腔黏膜的一部分，可以固定牙齿。我们在 6 岁左右时会长出比乳牙大一些的恒牙，换掉乳牙。有时候，你会在乳牙脱落后看到下面的新牙。

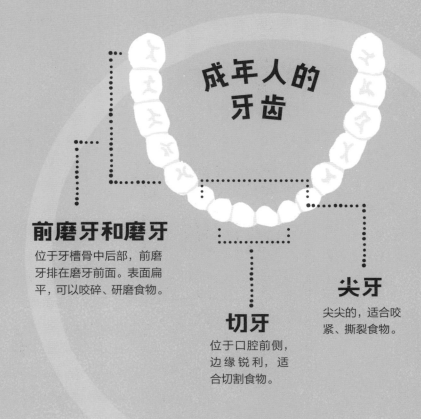

成年人的牙齿

前磨牙和磨牙

位于牙槽骨中后部，前磨牙排在磨牙前面。表面扁平，可以咬碎、研磨食物。

切牙

位于口腔前侧，边缘锐利，适合切割食物。

尖牙

尖尖的，适合咬紧、撕裂食物。

成年以后，我们的牙齿后面会长出 4 颗新牙，上下各 2 颗。这些牙齿叫作智齿，然而它们并不能让你变得更聪明。没有人知道人长智齿的真正原因——也许是因为我们的祖先需要一些新的磨牙来代替用坏的磨牙。

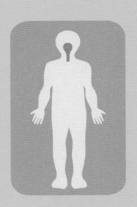

当 你埋头大吃一盘美味的意大利面时，你的嘴巴正忙得不可开交。咽下去的食物先是到达胃部，然后经过肠道，最终被排出体外，这个过程需要 24 ~ 72 小时。而这段漫长消化旅程的第一站正是你的嘴巴。

别小看嘴巴

我们来观察一下正在工作的嘴巴。当牙齿咀嚼食物时，你的口腔会分泌唾液。这样能让食物变得滑溜溜的，容易吞咽。唾液中含有一些叫作酶的特殊化学物质，有助于分解食物，使其在胃里更加容易被消化吸收。

舌头表面有许多小小的突起，叫作舌乳头，其中含有味蕾。当你在咀嚼食物时，舌头就是通过这些味蕾品尝味道的。成年人的舌头上大约有 10000 个这种特殊的味觉感受器，可以为大脑提供味觉信息。你的味蕾主要可以辨别甜、酸、咸、苦等味道。

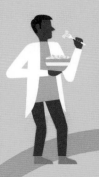

为健康加加油

吃得太快可能会让你吃撑，因为饱腹信号到达大脑是需要时间的。尽量不要看着电视、手机等屏幕吃饭，因为当我们注意力分散时，可能导致最终吃得太多。

食物被咀嚼完成后，通过一根管子进入胃部，这根管子叫作食管。当你吞咽食物时，舌头将食物推送到喉咙后部。食管内的平滑肌开始收缩，将食物向下挤压，就像挤牙膏一样。

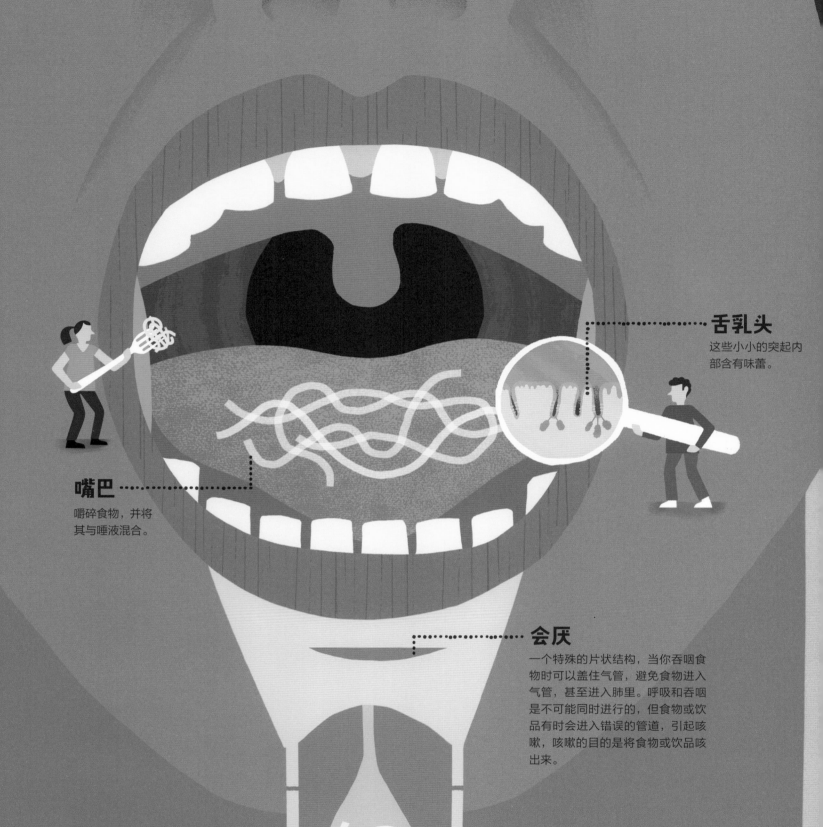

舌乳头

这些小小的突起内部含有味蕾。

嘴巴

嚼碎食物，并将其与唾液混合。

会厌

一个特殊的片状结构，当你吞咽食物时可以盖住气管，避免食物进入气管，甚至进入肺里。呼吸和吞咽是不可能同时进行的，但食物或饮品有时会进入错误的管道，引起咳嗽，咳嗽的目的是将食物或饮品咳出来。

气管

通向肺部。

食管

又称食道，通向胃部。

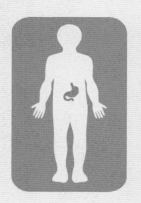

现在，那盘意大利面已经被你的牙齿嚼碎，在你的嘴巴里与唾液混合，还被一根管子挤到了你的胃里。它已经变成一团糊糊，但还会在胃里被进一步分解，以便将全部的营养成分释放出来。美味的意大利面将会在这里变成一种像浓汤一样的东西，便于被身体进一步消化、吸收。

"浓汤料理机"
——胃

我们接下来要去胃里继续这场微观旅行。但是应该怎么走呢？如果你以为胃靠近肚脐，那你就会走错方向。胃所在的位置要比肚脐高一点儿，就在胸骨的左下方。

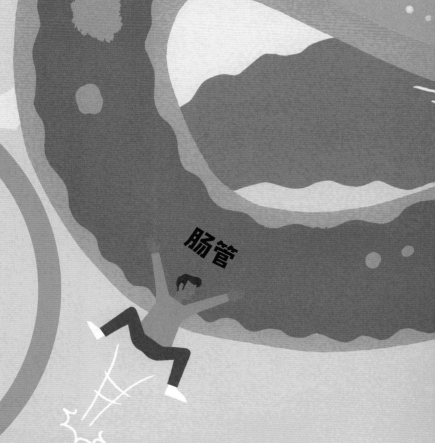

挤压

肠管

为健康
加加油

如果你吃了太多含糖量高的食物，那么你的胰腺可能会由于不得不释放大量胰岛素而产生疲劳，导致身体内的细胞对胰岛素也会停止反应。这种饮食习惯很容易诱发 2 型糖尿病。患有这种病的人不得不一生服药治疗，所以千万不要吃太多的糖。

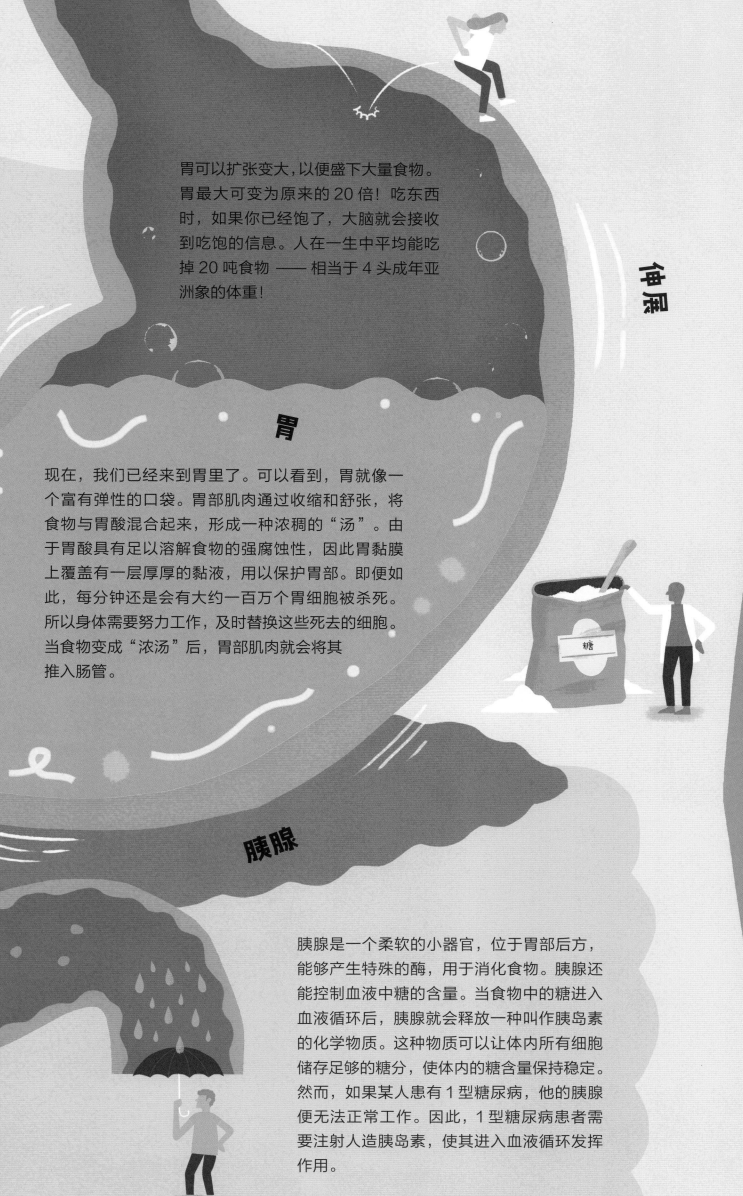

胃可以扩张变大，以便盛下大量食物。胃最大可变为原来的20倍！吃东西时，如果你已经饱了，大脑就会接收到吃饱的信息。人在一生中平均能吃掉20吨食物 —— 相当于4头成年亚洲象的体重！

伸展

胃

现在，我们已经来到胃里了。可以看到，胃就像一个富有弹性的口袋。胃部肌肉通过收缩和舒张，将食物与胃酸混合起来，形成一种浓稠的"汤"。由于胃酸具有足以溶解食物的强腐蚀性，因此胃黏膜上覆盖有一层厚厚的黏液，用以保护胃部。即便如此，每分钟还是会有大约一百万个胃细胞被杀死。所以身体需要努力工作，及时替换这些死去的细胞。当食物变成"浓汤"后，胃部肌肉就会将其推入肠管。

糖

胰腺

胰腺是一个柔软的小器官，位于胃部后方，能够产生特殊的酶，用于消化食物。胰腺还能控制血液中糖的含量。当食物中的糖进入血液循环后，胰腺就会释放一种叫作胰岛素的化学物质。这种物质可以让体内所有细胞储存足够的糖分，使体内的糖含量保持稳定。然而，如果某人患有1型糖尿病，他的胰腺便无法正常工作。因此，1型糖尿病患者需要注射人造胰岛素，使其进入血液循环发挥作用。

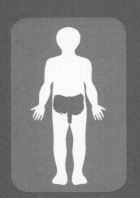

准备好沿着肠管来一段百转千回的旅途吧！吸收食物中的有益成分便是肠管的职责。肠管是一段长长的连续的管子，从胃的底部开始，一直到肛门（屁屁上那个小洞洞的科学名称）结束。

长长的肠管

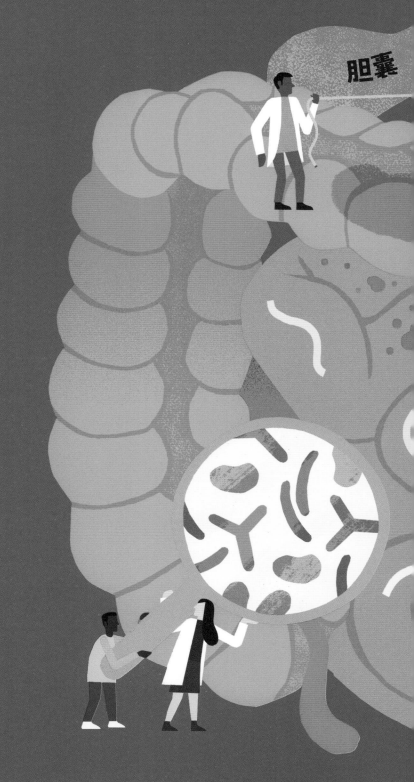

胆囊

肠管分为两部分——**小肠**、**大肠**。大部分的消化过程发生在小肠。成年人的小肠约有 6 米——比一辆双层公交车还高！小肠在胃下面紧紧地盘绕着，所以你的肚子才能装下它。

当食物出现在肠管里时，胰腺就会开始释放胰岛素。食物在小肠里一边移动，一边被分解成易于吸收的微粒，进入血液循环。肠道内的细菌也有助于消化食物，同时也会释放气体，这就是人会放屁的原因。有意思的是，一个人平均一天放的屁足够充满一个气球！

食物接下来进入大肠，在大肠走完全程通常大约需要 10 个小时。当这段旅程结束时，食物中的大量水分以及有益的营养成分都已经被身体吸收，而剩余的东西不再被身体需要，就形成了粪便！

胆囊

胆囊是位于肝脏下方的一个勤劳的小器官。肝脏分泌的胆汁储存在胆囊中，并经由胆囊释放进肠管。胆汁就像洗洁精一样，有助于分解半消化食物中的脂肪。

为健康加加油

大便有各种形状和大小，这取决于多种因素。如果你觉得肠胃不太舒服，那么你可能会拉肚子——身体试图通过这种办法将引起不适的食物排出体外。有时候，大便也许很难拉出来，这叫作便秘，可能是喝水太少或蔬菜吃得不够造成的。

小肠

大部分消化过程在这里进行。

大肠

食物经过小肠后，进入大肠。

大肠

直肠

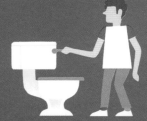

粪便储存在大肠的末端和直肠，直到我们去卫生间把它排出去。大便里都是废物，还有细菌或需要排出体外的化学物质。你上完卫生间后一定要洗手，这样才能把有害细菌洗掉。

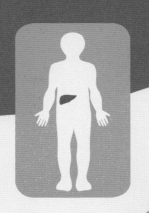

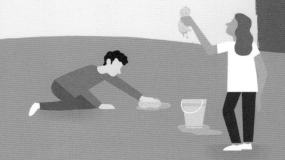

我们这场奇妙旅行的下一站是肝脏——人体最大的消化腺。肝脏承担着多项不同的职责，在身体里任劳任怨地工作。肝脏可以自我修复，还可以再生，实在太神奇了！

了不起的肝脏

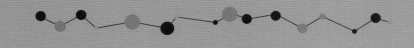

首先，我们得知道怎样才能到达肝脏。肝脏位于身体右侧，就是胃旁边的那个楔形器官，下侧肋骨为它提供保护。

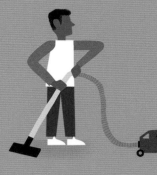

一到肝脏，首先看到的便是一派繁忙的景象！肠管吸收的大部分营养物质会通过一根大血管运输到这里，由肝脏负责处理：糖在肝脏内分解，为身体提供能量；在由胰腺分泌的胰岛素的指挥下，肝脏将多余的糖分储存起来，以备不时之需；与此同时，肝脏还会产生有助于分解脂肪的胆汁，储存在胆囊中。

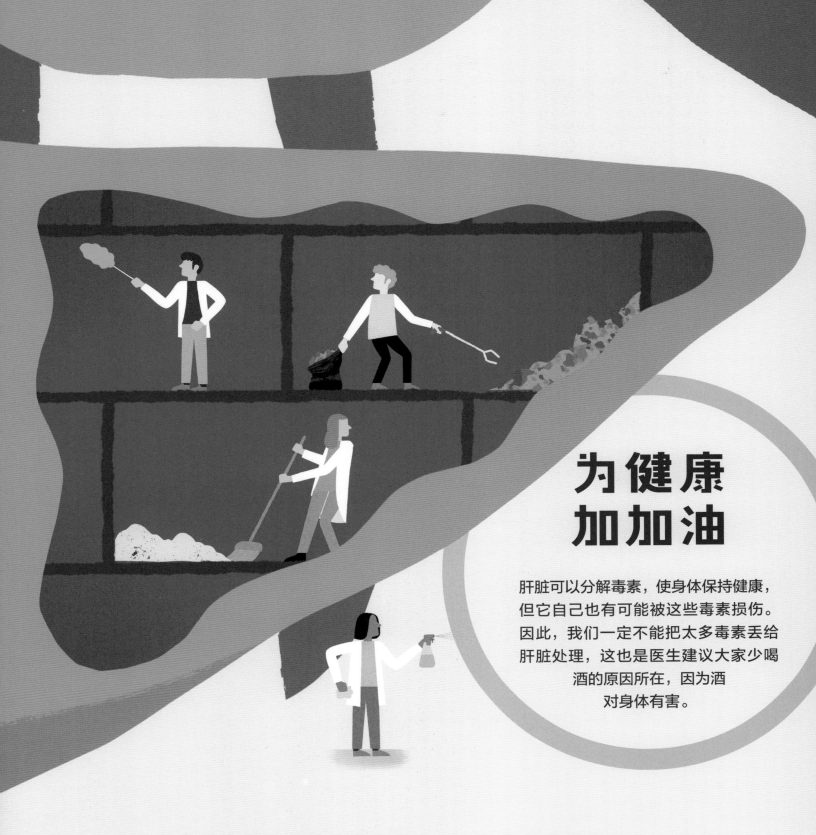

为健康
加加油

肝脏可以分解毒素，使身体保持健康，但它自己也有可能被这些毒素损伤。因此，我们一定不能把太多毒素丢给肝脏处理，这也是医生建议大家少喝酒的原因所在，因为酒对身体有害。

勤勤恳恳的肝脏还能破坏衰老的红细胞以及偷偷溜进身体的细菌，以此清理血液。而且，似乎这样还不够，它还能制造用于分解毒素（对身体有害的物质）的化学物质。肝脏真的太重要了，我们应当为它拥有强大的自我修复能力而感到幸运。即使肝脏有三分之一受损，仍旧能正常发挥作用。肝脏还能够自我修复和再生。你可以为需要的人捐一部分肝脏，因为你自己的肝脏能够恢复得完好如初！

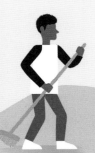

清理团队

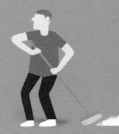

——肾

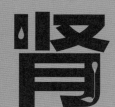

肾静脉 ······
将肾脏过滤后
的血液运走。

肾动脉 ······
将来自心脏的
血液运到肾脏。

肾脏 ······
我们有两个肾，左右各一
个，就在最下面那根肋骨的
下方，脊柱两旁的浅窝里。

输尿管 ······
将尿液输送到膀胱中
储存起来。

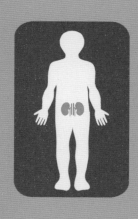

你 大概没怎么关注过你的肾脏——它们是
身体的清洁工。没有肾脏，你可活不下去。
所以，给我们的肾脏一个大大的赞吧。接下来，
让我们仔细观察一下。

肾脏的形状很像芸豆，它们可以处理身体里细胞不再需要的废物。如果
这些废物留在血液里，就会危害我们的身体。所以肾脏对血液进行过滤，
分拣出其中的废物，留下身体需要的东西，例如红细胞或氧气。

过滤过程发生在一些被称为肾单位的结构中。每个肾大约有 100 万个肾单位。这些肾单位可以滤出血液中的废物和多余的水分，形成尿液（小便），同时将重要的细胞和营养物质留在血液中。在血液过滤时，肾单位可以捕捉并回收任何偶然漏掉，但身体需要的化学物质，真是个小机灵鬼。

为健康
加加油

多喝水对你的肾脏至关重要。如果喝水太少，你的尿液就会浓缩，呈现深黄色。如果喝水够多，尿液就会呈现浅黄色或者几乎无色。尿液的最佳颜色为浅黄色——不太深也不太浅。

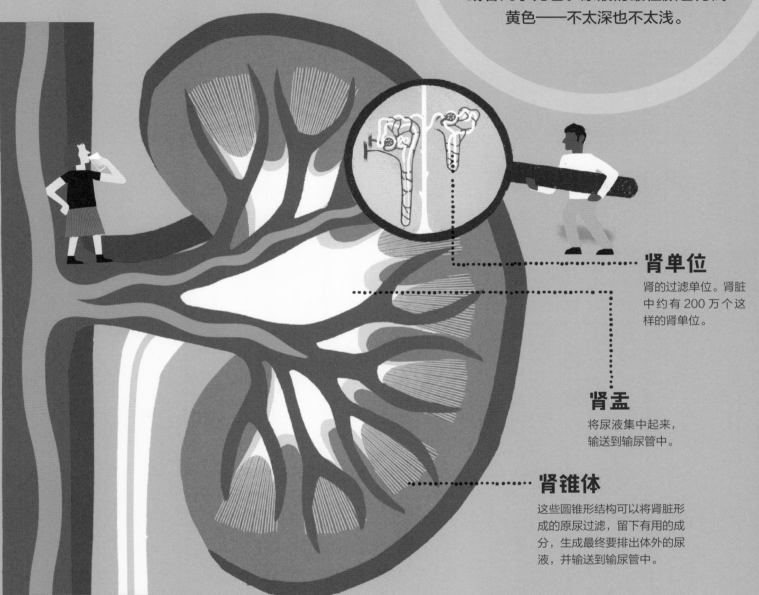

肾单位

肾的过滤单位。肾脏中约有 200 万个这样的肾单位。

肾盂

将尿液集中起来，输送到输尿管中。

肾锥体

这些圆锥形结构可以将肾脏形成的原尿过滤，留下有用的成分，生成最终要排出体外的尿液，并输送到输尿管中。

我们需要用水来"冲洗"肾脏，帮助它们正常工作。饮水量的多少取决于我们的身体状况。比如，烈日炎炎，我们大汗淋漓，这时就需要多喝一些水，因为出汗让我们丢失了一部分水分。但我们并非只有通过喝水才能获得水分——水果和蔬菜中也含有大量水分！水果和蔬菜里还含有丰富的营养，因此我们更应当多吃水果和蔬菜。

如果没有肾脏，废物就会在血液中迅速累积起来，达到有害水平。如果人的肾脏无法正常工作，就需要通过机器来过滤血液，这个过程叫作透析——一种人工过滤血液的方式。

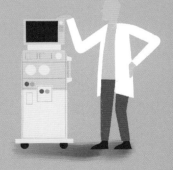

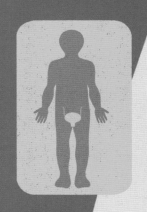

肾脏产生的所有尿液最终将汇聚在膀胱中。虽然膀胱的工作听上去简单极了，但储存并排出尿液的一连串操作实际上可是一桩了不起的大工程。

弹力十足的膀胱

快捂住鼻子，因为膀胱里面有大量气味难闻的尿液！膀胱有点儿像气球，能够膨胀到原体积的许多倍，这全要归功于排列在膀胱壁上的一种特殊的弹性细胞。膀胱通常能够储存 350 毫升左右的尿液，最多能储存大约 800 毫升！是不是很吓人？

膀胱底部围着一圈盆底肌，可以在你上卫生间之前做到"滴水不漏"。当尿液进入膀胱时，膀胱壁内的神经会感觉到膀胱的扩张，随即将这一信息传递给大脑。当膀胱充满一半时，便会触发尿意。随着膀胱中尿液的持续增加，神经信号会变得越来越强烈，令人难以忽视。

你大概不会经过一番深思熟虑后才去小便，但排尿实际上是一件计划缜密的大事。膀胱壁内有一层特殊的肌肉，叫作逼尿肌，可以收缩、挤压膀胱。与此同时，盆底肌放松。这样就能将尿液通过一根叫作尿道的管子从膀胱里挤出去了。

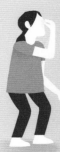

为健康加加油

人们有时候会在不该排尿的时候排尿。这种情况十分尴尬，不过也很常见。膀胱中的肌肉可能会过度紧张，在不该排尿的时候出现挤压动作，使尿液排出。有的人在睡觉时，膀胱搞不清楚状况，迷迷糊糊地开始挤压，这就会导致尿床。如果这种情况频繁发生，那么他们可以向医生求助，在医生的指导下训练膀胱，让膀胱在恰当的时候排尿。

输尿管
从肾脏中延伸出的管道。

该上卫生间了

膀胱
储存尿液的地方。

卫生间

尿液

尿道
将尿液排出体外的管道。

盆底肌

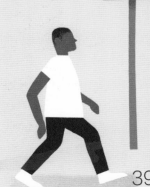

39

怦怦跳动的心脏

伸出你紧紧握起来的小拳头——你的心脏大概就和你的拳头一样大。怦怦跳动的心脏是循环系统的主要器官，由心肌构成。心脏就像一个大水泵，可以将血液送到全身，为细胞送去它们赖以生存的富含氧气的新鲜血液。

你将会看到，心脏由 4 个腔体构成：右边 2 个，左边 2 个。每个腔体的入口处都有一片瓣膜，可以防止血液流向错误的方向。

一次心跳就是心肌通过一次收缩来输送血液的过程。血液流遍全身大约需要 1 分钟。心脏十分勤劳——一天中输送血液到你全身流动的路程长达 19000 千米。日复一日，从未停歇！

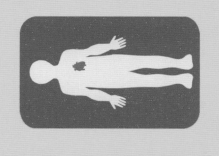

快 抓住个能漂浮的东西，因为我们马上就要飞快地沿着血管游向心脏了，它是这次奇妙旅行的下一站。

1. 血液在身体里流过一圈之后，通过上腔静脉和下腔静脉流入右心房。

4. 肺动脉将血液输送到肺里，血液从肺泡里吸收氧气。

5. 肺静脉将富含氧气的血液送回心脏。

8. 主动脉和其他动脉将富含氧气的血液输送到全身各处的细胞。

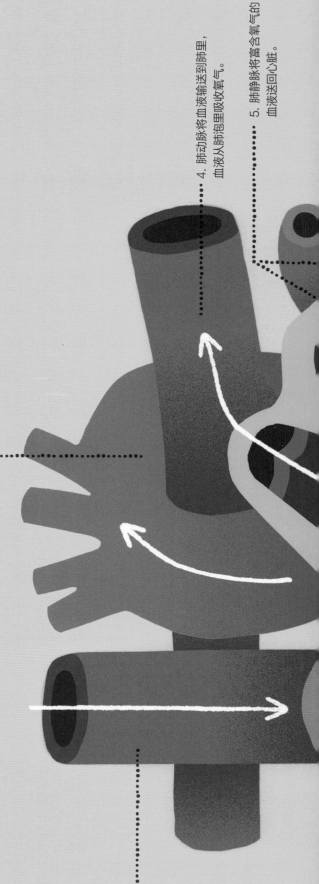

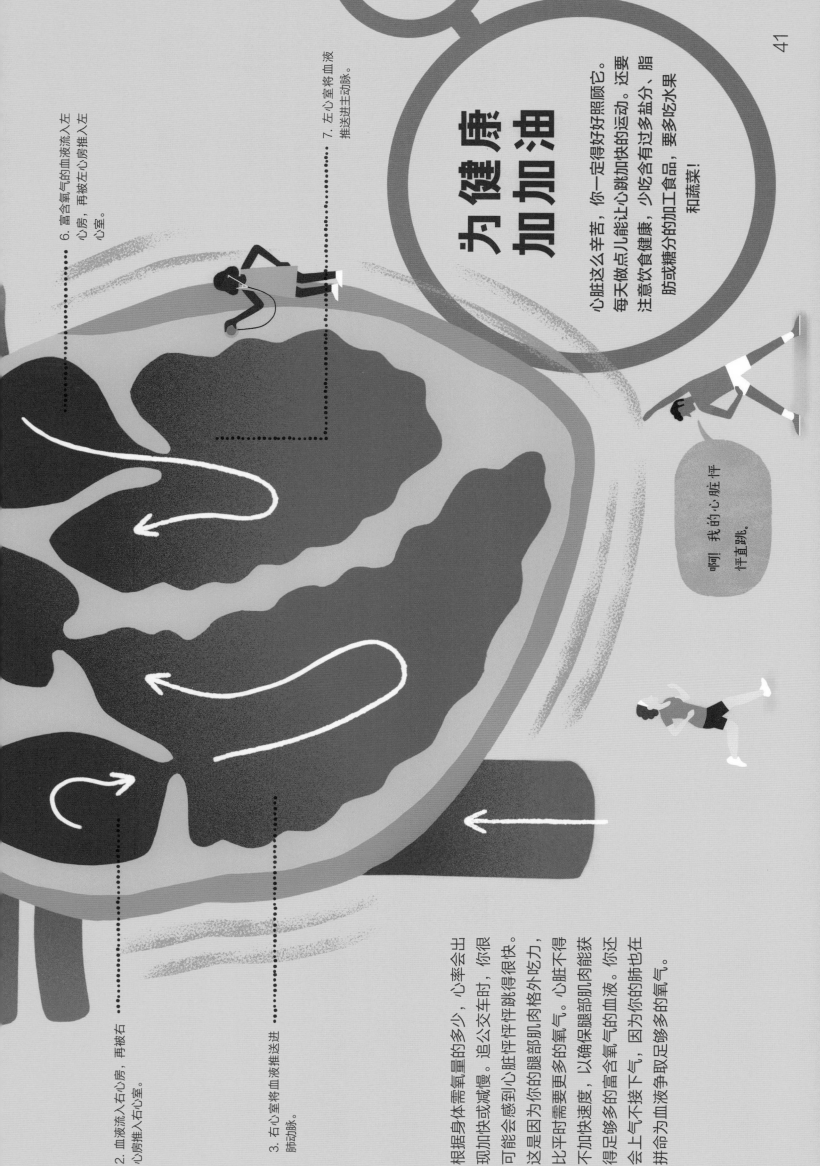

为健康加加油

心脏这么辛苦，你一定得好好照顾它。每天做点儿能让心跳加快的运动。还要注意饮食健康，少吃含有过多盐分、脂肪或糖分的加工食品，要多吃水果和蔬菜！

啊！我的心脏怦怦直跳。

6. 富含氧气的血液流入左心房，再被左心房推入左心室。

7. 左心室将血液推送进主动脉。

2. 血液流入右心房，再被右心房推入右心室。

3. 右心室将血液推送进肺动脉。

根据身体需氧量的多少，心率会出现加快或减慢。追公交车时，你很可能会感到心脏怦怦跳得很快。这是因为你的腿部肌肉格外吃力，比平时需要更多的氧气。心脏不得不加快速度，以确保腿部肌肉能获得足够多的富含氧气的血液。你还会上气不接下气，因为你的肺也在拼命为血液争取足够多的氧气。

可以充气的肺

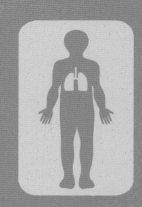

从你出生的那一秒开始，直到咽下最后一口气，肺从未停止过运动。现在，让我们来仔细观察一下这个不可思议的器官吧。

肺就像两个柔软且富有弹性的大口袋，位于一片叫作横膈膜的厚厚的肌肉上方。当你吸气时，横膈膜下降，使胸壁向外扩张，将空气通过嘴巴和鼻子吸入肺部。当横膈膜放松时，则正好相反：肺部收缩，将气体呼出体外。

呼吸是为了完成两项重要任务。第一项任务是将空气中的氧气运送到你的血液中，因为你体内的细胞需要血液输送的氧气才能存活；第二项任务是排出二氧化碳——身体的细胞在消耗能量时会释放二氧化碳，而肺能够清除血液中的二氧化碳并将其排出体外。

右主支气管
气管分为两条主支气管，分别通向左右两肺。

细支气管

横膈膜
一片膜状的肌肉，位于肺的下方。

气管

从咽喉向下延伸，通往肺部。

覆盖肺部表面和胸腔内面的薄膜叫作胸膜。

为健康加加油

有些人患有哮喘。哮喘患者肺里的气管有时会出现敏感、肿胀的情况，导致呼吸困难，可以使用药物为他们治疗。锻炼身体也十分重要。无论你是否患有哮喘，多做运动都可以增强肺部功能。

左主支气管

通往左侧肺。

气管的表面排列着许多小小的细胞。这些细胞是一种类似于纤毛的微观结构，可以在病菌侵入时保护身体。

小心，有病菌！只见这些纤毛不停摆动，将那个被困在黏液里的病菌沿着气管向上推挤到喉咙。然后，那个病菌被吞到胃里，在胃酸的作用下一命呜呼。如果气管和肺受到病菌或灰尘的刺激，那么我们还可以通过咳嗽把它们赶出来。

细支气管

支气管在肺里进一步分为细支气管。然后细支气管还会一分再分，越分越小。肺里的气管连接起来有上千米长呢！

肺泡

氧气从这些小小的口袋里进入血液，二氧化碳从血液中出来。肺泡周围的血管将富含氧气的血液运往心脏，心脏再将这些血液泵到全身。

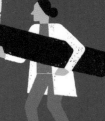

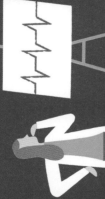

毛细血管的管壁特别薄，能够将血液运来的氧气和营养释放到细胞当中。与此同时，废物离开细胞，进入毛细血管，被血液吸收。血液在完成这一系列任务后，返回心脏。

静脉血管将血液从全身各处运回心脏。这项工作难度很大，在你的腿部末端尤其如此。返回心脏要走很远的路，而当你在站着或坐着的时候，重力还会把血液往下拉。为了解决这个问题，静脉血管里面长有很多瓣膜。瓣膜打开时，可以让血液流过。关闭时，可以防止血液倒流。静脉血管里的血液受到的压力不像动脉血管里的那么大，所以静脉血管壁没有动脉血管壁那么厚。

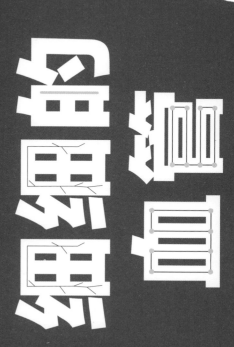

我们即将返回血液当中，继续进行这趟奇妙的人体探险之旅。在这一旅程中，我们将沿着血管游遍全身。血管就是那些运输血液的管子。一个成年人的血管连起来约有100 000千米那么长——足够绕地球两圈半！

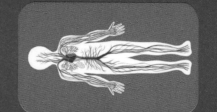

细细的血管

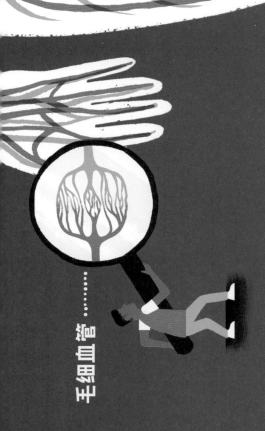

静脉血管

动脉血管

毛细血管

为健康加加油

心脏每跳动一次，全身的动脉血管就会随血液的涌入而扩张一次。你可以通过靠近皮肤表层的动脉血管感受到这种扩张。这样的一次扩张叫作一次"脉搏"。人体最容易摸到脉搏的地方是手腕。请一位成年人来测量一下你的脉搏，数一数你在完全平静时每分钟的脉搏次数。正常人的脉搏频率通常为每分钟60到100次。

血管主要有三种：动脉血管、静脉血管和毛细血管。

动脉血管将富含氧气的血液从心脏运往身体其他部位。这是一项十分重要的工作。原因在于，如果没有动脉血管，身体就无法从血液中获取各项机能赖以运转的氧气和营养。

当血液从左心室流出时，心脏会用力挤压，使血液能够在充足的压力下抵达全身各处，包括像小脚趾这种远离心脏的地方。动脉血管壁既厚实又坚韧，并且富有弹性，足以承受这样大的压力。动脉血管分成许许多多的分支，就像大树的枝丫一样，越分越小，最终变成非常细小的毛细血管。它们遍布全身，为身体里的每一个细胞提供营养。

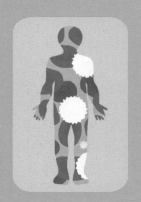

现在，我们去找一条静脉，在里面观察血液。离近点儿看，我们会发现血液并不只是一种黏稠的红色液体，而是不同种类细胞的混合体。这些细胞都漂浮在一种名叫血浆的透明黏稠液体中。太不可思议了！

绝妙的血液

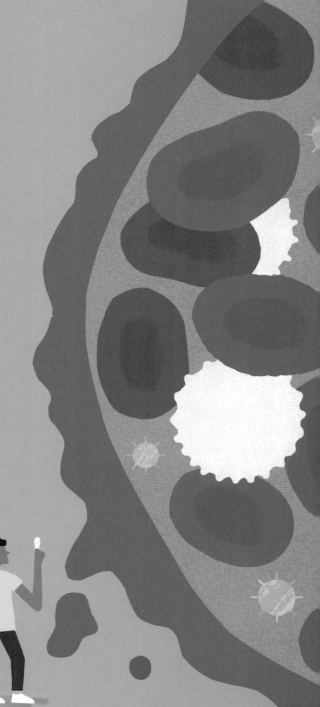

如果没有血液，体内所有细胞都会迅速死亡。除了运输氧气，血液还能帮助身体调节温度，为细胞送去生长所需的养分，带走二氧化碳等废物。

红细胞中含有血红蛋白。血红蛋白可以将氧气运往全身的细胞。一个红细胞只有 3 个月的生命。你的身体每秒钟大约能产生 200 万个红细胞，同时也会清理掉另外 200 万个已经衰老的红细胞！

为健康加加油

如果你患有贫血，则可能意味着你体内的红细胞数量不够多。其实这个问题十分常见，原因也多种多样，例如构成红细胞所必需的铁元素摄入量不足。因此，为了保证血液健康，我们应该多吃铁含量丰富的食物，例如深绿色叶状蔬菜和肉。

如果你不小心划破了手指，你可能会看到鲜红色的血液，也可能会看到暗红色的血液。原因在于，携带氧气多的血液呈鲜红色，而携带氧气少的血液则呈暗红色。如果你观察皮肤下面的静脉血管，会觉得里面的血液看起来似乎是蓝色的，其实皮肤影响了血管投入你眼中的光线——你的血液绝对是红色的，这一点不用怀疑！

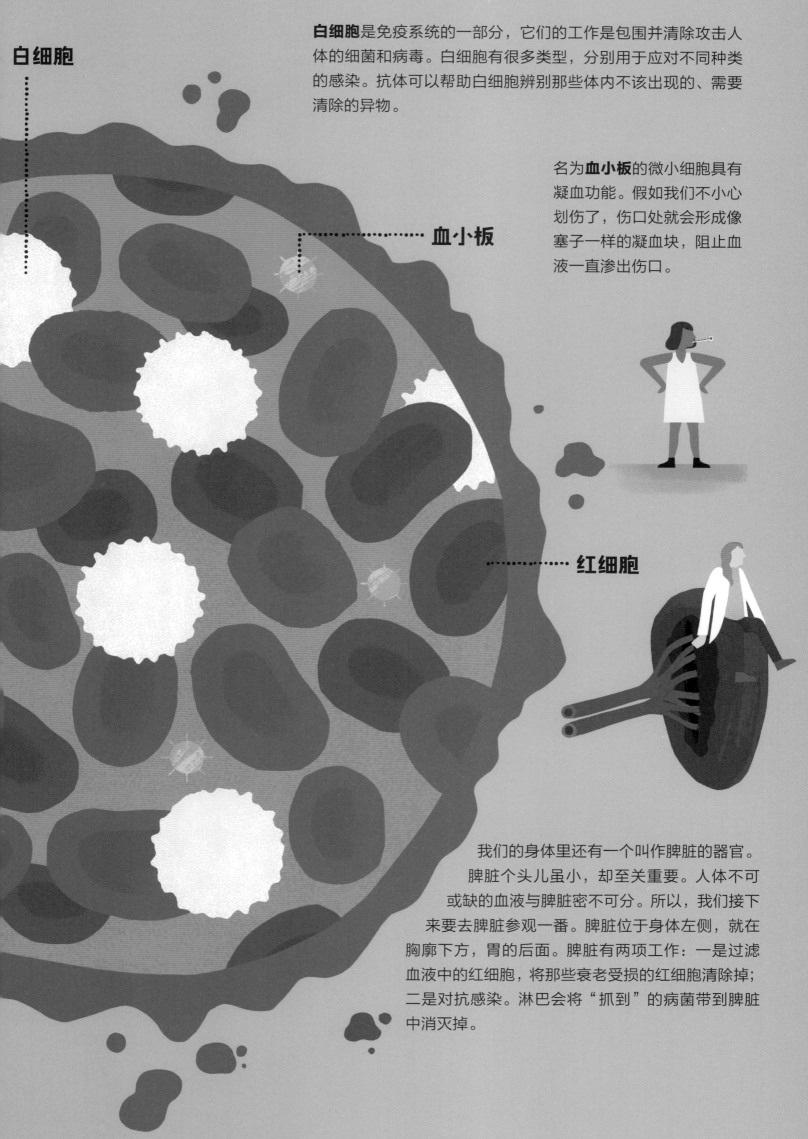

白细胞

血小板

红细胞

白细胞是免疫系统的一部分，它们的工作是包围并清除攻击人体的细菌和病毒。白细胞有很多类型，分别用于应对不同种类的感染。抗体可以帮助白细胞辨别那些体内不该出现的、需要清除的异物。

名为**血小板**的微小细胞具有凝血功能。假如我们不小心划伤了，伤口处就会形成像塞子一样的凝血块，阻止血液一直渗出伤口。

我们的身体里还有一个叫作脾脏的器官。脾脏个头儿虽小，却至关重要。人体不可或缺的血液与脾脏密不可分。所以，我们接下来要去脾脏参观一番。脾脏位于身体左侧，就在胸廓下方，胃的后面。脾脏有两项工作：一是过滤血液中的红细胞，将那些衰老受损的红细胞清除掉；二是对抗感染。淋巴会将"抓到"的病菌带到脾脏中消灭掉。

47

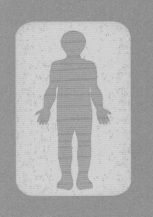

你可能不会把皮肤看成是一个器官，但它其实是人体最大的器官。皮肤的功能十分强大：它覆盖在我们身体的表面，保护内脏；帮助我们调节体温；具有防水性，防止水分流失；甚至能自我修复！

皮肤不"肤浅"

触觉是皮肤的一项重要功能。当你抚摸一只小狗时，皮肤里面负责触觉的特殊细胞就会受到刺激，通过神经网络告诉你的大脑：你正在抚摸一个暖暖的、毛茸茸的东西。皮肤里的神经细胞能感知许多不同的信息，包括冷热、轻按、重压、轻抚、疼痛和拉伸。

皮肤由许多不同类型的细胞和组织构成，其中一些只有在皮肤中才能看到，例如黑色素细胞。黑色素细胞能产生一种叫作黑色素的物质，可以避免皮肤被晒伤，还能为皮肤"染上"颜色。夏天我们会被晒黑就是由于皮肤中有黑色素存在的缘故。

皮肤细胞到达皮肤表面后就会死亡、脱落。所以，当你伸出双手放在自己的眼前时，你实际是在看很多已经死亡的皮肤细胞！你每分钟脱落的死亡的皮肤细胞大约有 50 000 个。家里的灰尘有很多都是死亡的皮肤细胞，天哪！

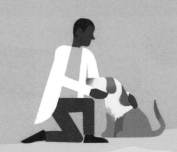

你的皮肤上大约分布着 200 万 ~ 400 万个小汗腺，其中大部分都集中在你的手掌心和脚底板上，这就是运动鞋会变臭的原因所在！但是，把鞋变臭并不是出汗的唯一目的。出汗主要是为了调节体温，因为汗水蒸发能够降低皮肤的温度。

当你感到冷的时候，皮肤上的汗毛可能会竖立起来，让你起鸡皮疙瘩。这样能让皮肤表面变得紧密，阻止部分热量散失，为我们保暖。

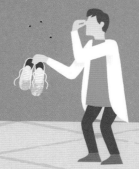

表皮

皮肤最外面的保护层。

真皮

含有神经末梢、血管、汗腺和皮脂腺等。皮脂腺可分泌皮脂——皮肤的天然防水剂和保湿剂。

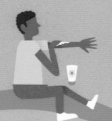

为健康加加油

长时间暴露在太阳底下有可能会造成皮肤细胞受损，甚至导致皮肤癌。因此，一定要涂抹适合的防晒霜。在一天中最热的时段，尽量待在室内或采取防晒措施。

皮下组织

主要由脂肪构成，连接皮肤与下层组织。

49

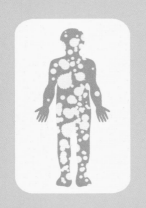

你 也许没有什么异样的感觉，但就在此时此刻，你正在遭受袭击——一大波病菌正想方设法进入你的身体，在里面安营扎寨，让你病倒。幸运的是，你的身体拥有强大的免疫系统，时刻严阵以待，抵御病菌入侵。

皮肤护卫队

人体首先利用物理屏障来进行自我保护。皮肤既坚实，又具有防水性，所以小虫子很难穿透皮肤进入你的血液当中。眼泪可以将眼球上的一些病菌冲刷出来。唾液中含有的化学物质能够杀死一部分被我们不小心吞下的致病物。就连鼻子里的鼻涕也能阻止很多病菌进入你的呼吸道！

 伤口 　　　凝血块 ··············

然而，细菌可能会突破这些屏障，悄悄溜进你的身体里。对于这种情况，人体也有应对方案。举个例子，假如你不小心割伤了自己，你身体里面的"天然修复团队"就会积极展开行动。伤口周围的血液会凝结起来，变得又稠又黏，像塞子一样堵住伤口，避免更多病菌进入体内。紧接着，白细胞会赶过来，杀死已经入侵的病菌。伤口发热、肿胀正是因为血液在将大量白细胞送过去保护你。

你的淋巴结中有大量白细胞。淋巴结大多位于你的腋窝、颈部等处，能够过滤血液，捕捉病菌。当你生病时，淋巴结可能会肿胀、疼痛，这是因为它们在"加班加点"对抗感染。一旦感染消失，淋巴结也就消肿了。

为健康加加油

我们拥有对抗感染和疾病的天然屏障，但我们有时也会通过接种疫苗来预防某些疾病。疫苗能够教会身体识别特定的病菌。这样，如果感染了这种病菌，身体便能够快速响应。打疫苗是将一种弱毒性或已经灭活的病菌注入体内，让身体学会如何消灭这些病菌。自问世以来，疫苗已经挽救了数亿条生命。

免疫系统能够保护你的身体免受许多疾病的侵扰。

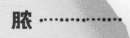

脓

痂

但是，有时候感染可能会特别严重，以致白细胞招架不住、节节败退。这时，伤口就会出现白色或黄绿色的脓——由死亡的组织、白细胞和细菌构成。大多数时候，伤口处会形成凝血块，最终结痂。这样就能将伤口保护起来，让伤口下面的皮肤进行自我修复。当皮肤长好后，痂就会脱落。

51

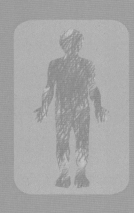

你的身上一直有"死物"在不断生长！这听上去有点儿诡异，但事实的确如此。这些"死物"就是我们的毛发和指（趾）甲。虽然它们能够生长，但它们确实没有生命。也正是由于这个原因，我们在剪头发或剪指（趾）甲时并不会感觉到疼痛。

毛发、指甲和趾甲

让我们来到表皮下面，继续进行此次微观探险之旅。这里是毛发开始生长的地方！你将会看到，每一根毛发都是从一个叫作毛囊的小口袋里面长出来的。毛囊内部是毛根。毛根由一种强韧且防水的物质构成，这种物质叫作角蛋白。毛囊不断产生角蛋白，毛发便会随之生长。毛囊旁边还有一些能够分泌皮脂的特殊腺体。皮脂是一种油脂，能够让我们的头发富有光泽，但有时候也会让头发变得油腻腻的。

我们头上的毛发最为浓密——大多数人拥有约 100 000 根头发，这是真的！但是，你知道吗？我们的身体几乎遍布毛发！有些毛发极其细小，你大概需要一个放大镜才能看清楚。你身上没有被毛发覆盖的地方有嘴唇、手掌心和脚底板。

为健康加加油

我们用洗发水洗去头发上的油脂，用护发素来抚平发丝上那些叫作角质层的小小鳞片。有时候，你可能会产生头皮屑。这是由于头皮长出了大量新的皮肤细胞，而衰老的皮肤细胞随之脱落，形成白色的小碎屑，散落在你的头发里和衣服上。通常情况下，你可以使用去屑洗发水来去除头屑。

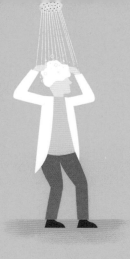

指（趾）甲为我们的手指（脚趾）末端提供保护。我们使用指（趾）甲来完成抓挠、抠挖等动作。指（趾）甲的构成物质与头发的构成物质一模一样，都是角蛋白，但指（趾）甲的结构更紧凑，所以你的指（趾）甲比头发硬。我们所能看到的指（趾）甲是没有生命的，但手指和脚趾里面长着具有生命的甲床。甲床位于指（趾）甲下方，正是这一部分在不断生长。手指甲每周大约生长 0.7 毫米，脚指甲的生长速度要比手指甲慢一些。

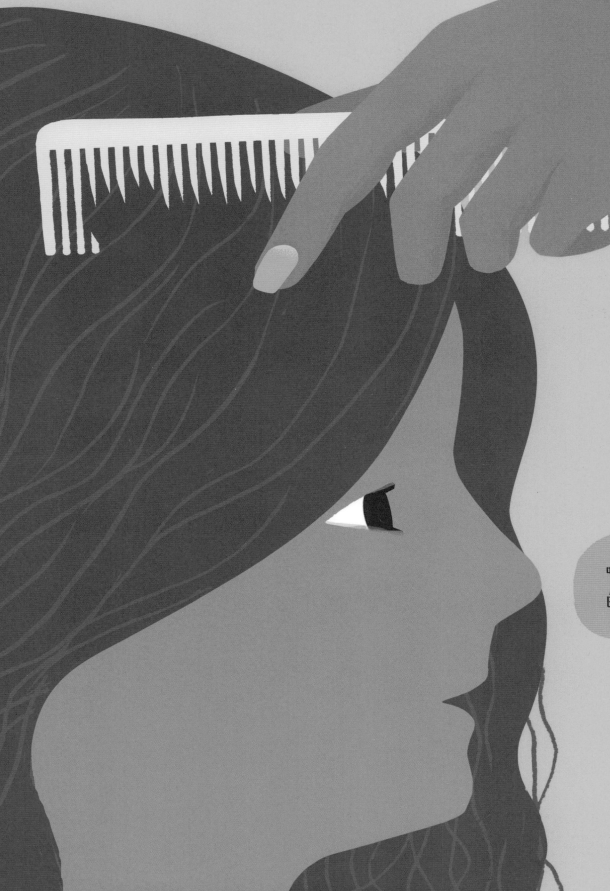

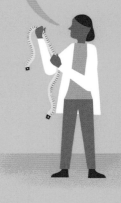

哪只手更常用，哪只手的指甲就长得更快！

53

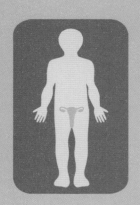

非同凡响的女孩子和女人们

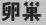

卵巢

生宝宝需要用到卵子，而卵子是在两个叫作卵巢的器官里面形成的。两个卵巢交替排卵，通常每个月只释放一个卵子。

虽然我们每个人看起来都不一样，但我们的体内构造却十分相似——我们都拥有相同的器官，例如胃、肝脏、心脏和肺。但是，女性却拥有一些男性所没有的器官，男性也拥有女性没有的器官。这就是与生殖有关的器官。生殖的意思就是生宝宝，是人体非常重要的一项功能。如果不能生宝宝，人类大概很早以前就灭绝了！

为健康加加油

女性的月经周期通常为 28 天，每次持续 3 ~ 7 天，平均出血量大约为 20 ~ 40 毫升。你可以使用卫生巾或卫生棉条来吸收这些血液。除此之外，便不再需要做其他任何特殊的处理，并且可以照常生活！

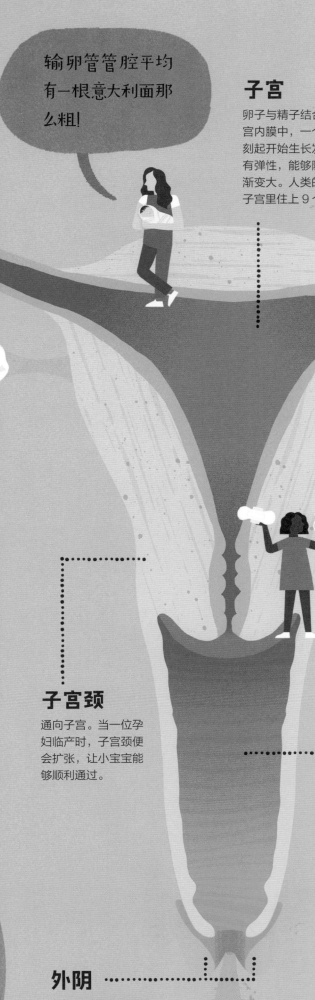

子宫

卵子与精子结合后，就会钻进子宫内膜中，一个小宝宝就从这一刻起开始生长发育了。子宫十分有弹性，能够随着宝宝的生长逐渐变大。人类的宝宝要在妈妈的子宫里住上 9 个多月才会出生。

卵子

一种特殊的细胞，与来自男性的精子细胞结合后便能够发育成为一个小宝宝。受精卵从卵巢沿着输卵管进入子宫。

子宫颈

通向子宫。当一位孕妇临产时，子宫颈便会扩张，让小宝宝能够顺利通过。

阴道

小宝宝出生时还要经过阴道。阴道的特殊构造使其能够扩张变宽，但大多数时候其实是非常狭窄的。

外阴

女性生殖系统的外露部分，包括阴唇、阴蒂和阴道口等部位。

子宫内膜每个月都会变厚，血管增生，为受精卵生长做准备。如果没有受精，子宫内膜就会发生坏死、脱落，引发出血。卵子和子宫内膜就会与血液一起经由阴道排出体外。这就是一次生理期，也叫作月经周期。女性一般在青春期身体发育时开始出现生理期，通常在 13 ~ 15 岁。

女性的乳房也会在青春期开始发育。乳房内有许多腺体，宝宝出生后，母亲的乳房就会分泌乳汁，用来喂养宝宝。乳房的形状和大小不尽相同。

令人惊叹的男孩子和男人们

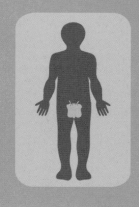

女性生殖器官位于身体内部，而男性的生殖器官中的阴茎和睾丸却位于身体外部。

男孩天生长有包皮——一段覆盖在阴茎末端的皮肤。人们有时会出于宗教原因，通过一种叫作包皮环切术的手术来切除包皮。除此之外，也可能出于健康原因切除包皮，例如包皮过紧而引发疼痛，就需要切除包皮。

阴茎直立起来并且变硬，叫作勃起，是由于大量血液涌入阴茎使其膨胀而导致的。勃起通常发生在睡醒的时候，但是任何时间都有可能出现——乘坐公交车时，甚至是上课时。

为健康加加油

当男孩进入青春期时，身体便开始产生精液，还有可能会发生"梦遗"——阴茎在睡梦中勃起并且流出精液。并不是所有男孩都会遇到这种情况，但即使发生了梦遗，也是再正常不过的现象。

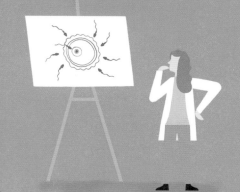

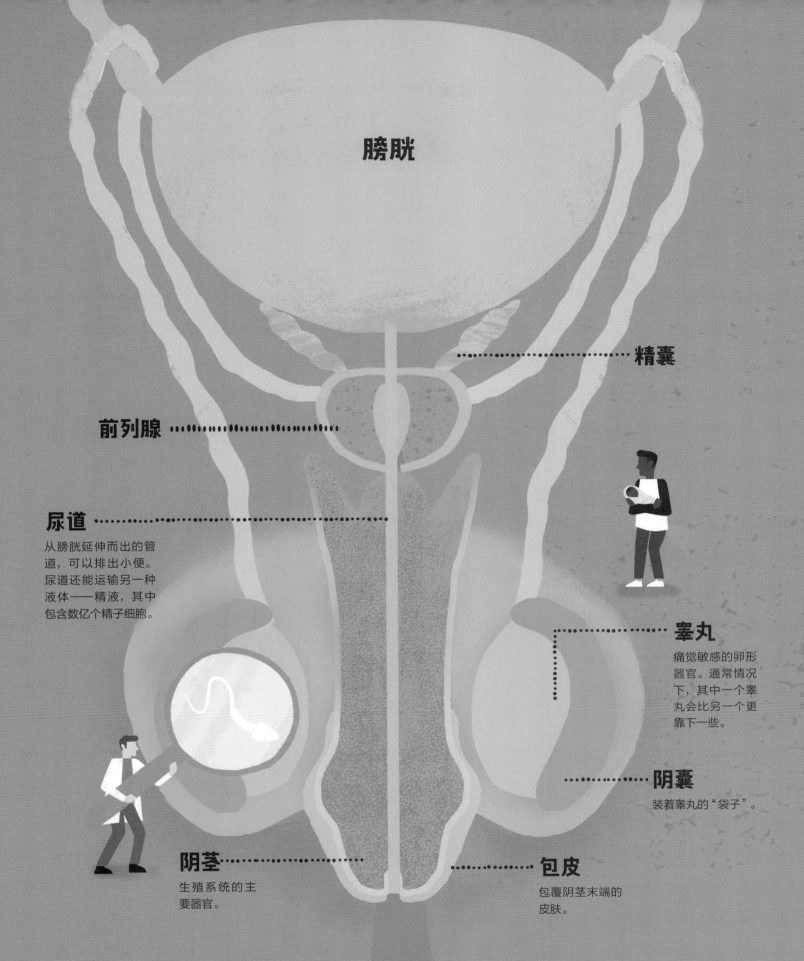

膀胱

精囊

前列腺

尿道

从膀胱延伸而出的管道，可以排出小便。尿道还能运输另一种液体——精液，其中包含数亿个精子细胞。

睾丸

痛觉敏感的卵形器官。通常情况下，其中一个睾丸会比另一个更靠下一些。

阴囊

装着睾丸的"袋子"。

阴茎

生殖系统的主要器官。

包皮

包覆阴茎末端的皮肤。

男孩在青春期身体变化时开始产生精子细胞。睾丸内会形成数亿个精子细胞。精子需要在略低于体温的条件下才能形成，所以睾丸是悬垂在体外的。睾丸周围包裹着肌肉，可以使其靠近或远离身体，让睾丸始终处于适宜的温度条件下。

睾丸与精囊和前列腺之间以管道连接，将精子与精浆混合起来，形成精液。精子随后便会随精液进入尿道，排出体外。男性的精子细胞与女性的卵子细胞结合后，就能慢慢长成一个小宝宝。

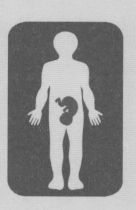

新生命

我们的旅行快接近尾声了。接下来，我们将探索人体最神奇的奥秘之一——创造新生命。

要"创造"出一个小宝宝，女性的卵子需要受精，就是与男性的精子相结合。卵子受精后，女性就会怀孕，小宝宝随即开始生长。当小宝宝还在子宫里面时，被叫作胎儿。

生命居然是从一个只有句号那么大的小小的受精卵开始的，这太不可思议了！受精卵首先会分裂成两个细胞，然后这两个细胞再继续分裂，一直重复数百万次。每分裂一次，其中的一些细胞就具有了特性，然后形成我们在这本书里看到过的那些器官。大约6周以后，心脏开始跳动。5个月左右，胎儿开始在子宫里面做踢腿运动。9个多月后，一个小宝宝便完全长成，准备出生！

发育中的胎儿住在一个盛有液体的"袋子"里，这种液体叫作羊水。胎儿无法自主进食或呼吸，他所需要的氧气和营养都是通过一根叫作脐带的粗管子输送进来的。脐带通过一个血管密布的组织连接在子宫内壁上，这个组织叫作胎盘。你的肚脐就是曾经连着脐带的地方！

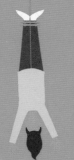

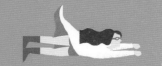

妙不可言的你

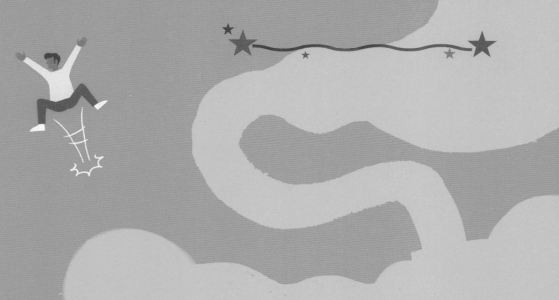

这 真是一场奇妙无比的旅行！我们参观了胰腺，观察了肺，甚至还把一段 DNA 给拉直了。现在，你已经在人体内探索了一番，我希望你能像我刚刚开始学医时那样，意识到我们的身体有多么奇妙。从现在开始，你也许想要花点时间好好欣赏各个器官。从抚摸宠物到玩滑板，正是这些器官让你无所不能。也许有一天，你也会成为一名医生。但是无论如何，都要好好照顾自己。毕竟，你是那么妙不可言！

词汇表

细胞

细胞是构成人体的基本单位。细胞非常小，身体由数万亿个细胞构成。细胞有很多不同的类型，分别在体内承担特定的任务。

细菌

当你感到不舒服时，就有可能是细菌的原因。细菌是非常微小的生物，小到只有通过显微镜才能看到。其实有数十亿个细菌分布在你全身各处。大部分细菌没有任何危害，但有些爱捣乱的细菌可能会造成感染，让我们生病。

组织

组织是形态相似、功能相同的一群细胞和细胞间质。

器官

身体的一部分，由数种细胞和组织构成，具有某种独立的生理机能。

二氧化碳

我们呼出体外的一种气体，可以写作 CO_2。

细胞核

每个细胞的控制中心，其中含有能够指挥细胞的 DNA。

氧气

我们呼吸的空气中所含有的一种气体。细胞需要氧气才能存活。

蛋白质

身体细胞和组织的构成物质。你的肌肉和器官大部分是由蛋白质构成的。我们通过食物获取蛋白质。坚果、蛋、肉、鱼等食物中含有丰富的蛋白质。

消化

将我们吃下去的食物分解为可以被身体吸收的物质。

DNA

即脱氧核糖核酸。DNA 是一条长链，看起来像一把螺旋形的梯子，紧密盘绕在细胞核内，向细胞发号施令。DNA 就像一本人体制作手册！每个人的 DNA 都略有不同，所以我们每个人才这样独一无二。

基因

DNA 片段，携带具体性状信息，例如发色或身高。

血液

心脏和血管系统中循环流动的液体，由血浆和血细胞组成，红色，不透明，带粘滞性。

钙

一种对骨骼和牙齿十分重要的物质。乳制品富含钙，例如牛奶和酸奶。杂粮和绿叶菜等其他食物中也含有钙。

维生素 D

一种化学物质，和钙一样对牙齿与骨骼的强健具有重要作用。此外，它对免疫系统也非常重要。奶酪等乳制品以及蛋类和某些蔬菜中均含有维生素 D。我们在晒太阳时，皮肤自身还能合成维生素 D，但要小心不要晒伤。

神经元

特殊的神经细胞，可以传递电脉冲，是构成神经系统的基本单位。大脑中有大量神经元。

反射

不需要经过大脑思考的迅速反应。举个例子，如果有小虫子飞到你的眼睛旁边，你就会不自觉地闭上眼睛。

腺体

能够分泌激素或酶的身体部位。

病菌

极其微小的生物，肉眼不可见，可能会引发疾病，让我们感觉不舒服。病菌包括不同的类型，例如细菌和病毒。

酶

一种可以加速化学反应的特殊物质。不同的酶有不同的作用，例如，有些酶有助于食物在胃里的消化分解。

舌乳头

小小的肉质突起。舌头上有很多舌乳头，有助于固定食物。舌乳头中还含有味蕾，能够帮助我们品尝食物的美味。真好吃！

胰岛素

胰腺分泌的一种激素，有助于控制血糖。

酸

一种特殊的化学物质，可以与其他物质发生反应，将其他物质溶解。胃能产生酸，用于分解食物，杀死病菌。有些酸的酸性很弱并且尝起来酸酸的，例如醋；有些酸的酸性则很强，不小心沾到皮肤上的话，有可能造成灼伤。

肾单位

肾里面的一种过滤单元。肾里面有上百万个肾单位，它们非常擅长清理与过滤血液。

血红蛋白

红细胞中的一种化学物质，使红细胞呈现红色。这种物质可以帮助血液将氧气运送到全身各个部位。

免疫系统

这一系统可以对抗感染，保护我们的身体，抵御病菌的攻击。

月经周期

女性的卵巢每个月会释放一个卵子，子宫也会为照顾有可能孕育的小宝宝开始做准备。如果卵子没有受精，那么卵子就会连同子宫内膜一起，经由阴道排出体外。如此周而复始形成月经周期，又叫生理期。

青春期

身体的一个生长发育阶段。我们的身体在青春期开始变化，发育成熟，让我们步入成年阶段。

受精

卵细胞与精子结合称为受精，也可以说卵子受精了。受精以后，一个小宝宝便开始发育生长。

生殖系统

具有承担生殖功能的器官和组织。

胎儿

卵子受精9周后，直到小宝宝出生之前，医学上将子宫内发育的小宝宝称作胎儿。不满8周时叫作胚胎。

羊水

胎儿在子宫里发育长大时，浸泡在这种液体中。羊水能够保护小宝宝，对外界撞击起到缓冲作用。